SUPER FRISUREN

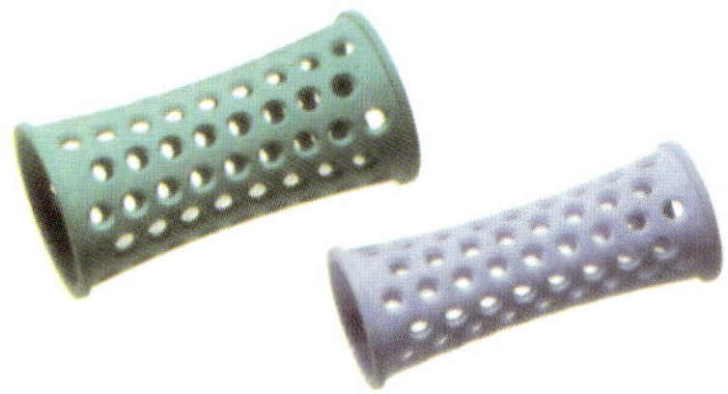

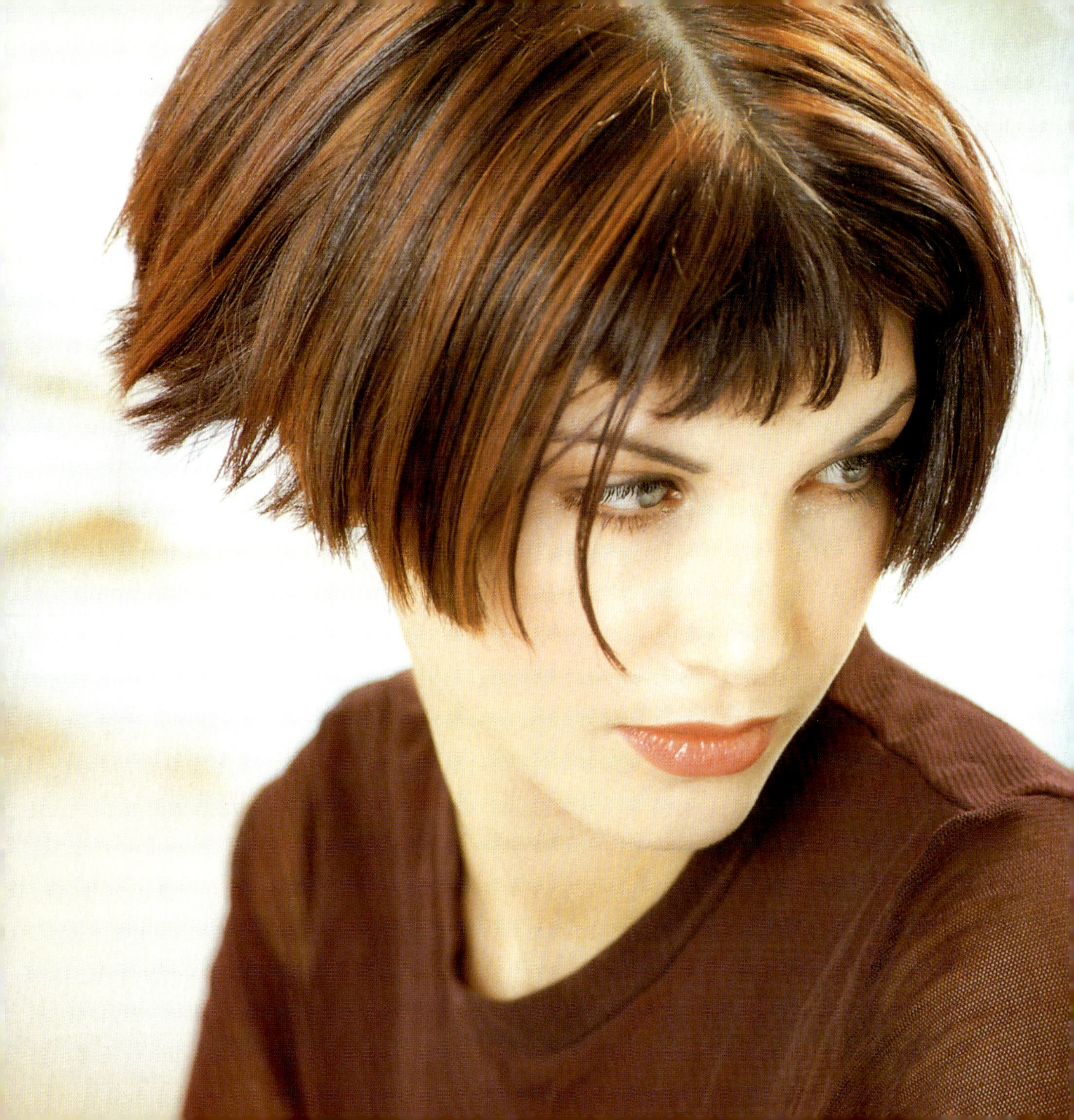

Martina Gruhlke

SUPER FRISUREN

FÜR JEDES HAAR, FÜR JEDEN TYP

MIT STYLING- & PFLEGETIPPS

FALKEN

Im FALKEN Verlag sind zahlreiche Titel rund um die Schönheit erschienen.
Sie sind überall dort erhältlich, wo es Bücher gibt.

Sie finden uns im Internet: **www.falken.de**

Der Text dieses Buches entspricht den Regeln der neuen deutschen Rechtschreibung.

Dieses Buch wurde auf chlorfrei gebleichtem und säurefreiem Papier gedruckt.

ISBN 3 8068 7527 8

Fachliche Beratung: Daniela Kaschewski
Umschlaggestaltung: Rincón² Design & Produktion GmbH, Köln
Titelbild: report Bilderdienst, München (Anthony)
Redaktion: Regine Gamm
Layout: Horst Bachmann
Herstellung: Horst Bachmann

Gesamtkonzeption: FALKEN Verlag,
D-65527 Niedernhausen/Ts.

817 2635 4453 6271

Fotonachweis:
report Bilderdienst, München: 1 (Th. v. Salomon), 2 (H. Hopp), 8 (H. Hopp), 9 (P. Pfander), 10 (M. Munique), 13 (2 x H. Hopp), 14 (2 x Ch. Mai), 15 (2 x Ch. Mai), 17 (2 x H. Hopp), 18 oben (H. Hopp), 18 unten (J.-L. Fornier), 19 oben (H. Hopp), 19 unten (Bertram), 21 (H. Hopp), 22 (2 x H. Hopp), 23 oben (H. Hopp), 23 unten (J. Steffens), 25 (J. Steffens), 26 (2 x H. Hopp), 27 (2 x H. Hopp), 29 (2 x T. Biondo), 30 (2 x P. Pfander), 31 (2 x H. Hopp), 32 (H. Hopp), 33 (H. Hopp), 32/33 Hintergrund (Th. v. Salomon), 34 (H. Hopp), 35 (P. Pfander), 36 (H. Hopp), 37 (M. Barrymore), 39, 41 (A. Pesel), 42 li (P. Pfander), 42 re (H. Hopp), 43 (2 x P. Pfander), 44 (2 x H. Hopp), 45 (P. Pfander), 47 (2 x H. Hopp), 48 (2 x H. Hopp), 49 (2 x H. Hopp), 50 (4 x A. al-doori), 51 (H. Hopp), 53 (H. Hopp), 54 li (P. Pfander), 54 re (J.-L. Fornier), 55 li (P. Pfander), 55 re (J. Steffens), 56 oben (H. Hopp), 56 unten (P. Pfander), 57 (H. Hopp), 58 (A. Pesel), 59 (H. Hopp), 60 (M. Leis), 61 (G. Klepka), 62 (A. Hain), 63 (H. Hopp), 65, 66 oben (P. Pfander), 66 unten (H. Hopp), 67 (2 x H. Hopp), 68 (2 x H. Hopp), 69 (J.-L. Fornier), 70 (Ch. Hartmann), 71 (Ch. Hartmann), 72 (2 x T. Lang), 73 (2 x J. Steffens), 74 (2 x O. Krönke), 75 (1 x A. Pesel), 76 (Th. v. Salomon), 77 (H. Hopp), 78 oben (J.-L. Fornier), 78 unten (H. Hopp), 79 oben (H. Hopp), 79 unten (J. Steffens), 80 (H. Hopp), 81 (P. Pfander), 83 (T. Biondo), 84 (2 x H. Hopp), 85 (2 x H. Hopp), 86 (Th. v. Salomon), 87 (Th. v. Salomon), 88 li (K. Bessinger), 88 Mitte (P. Pfander), 88 re (H. Hopp), 89 (3 x H. Hopp), 90 (M. Leis), 91 (H. Hopp), 95 (2 x H. Hopp), 97 (A. Pesel), 99 (P. Pfander), 100 li (P. Pfander), 100 Mitte u. re (H. Hopp), 102 (H. Hopp), 103 (H. Hopp), 105 (2 x H. Hopp), 106 (J. Steffens), 108 (3 x A. Pesel), 109 (3 x A. Pesel)
Ilse Stockmann-Sauer, Offenbach: 11 (5 x)
Wella AG, Darmstadt: 93

VORWORT

Zu fein, zu störrisch, zu mausgrau-braun: viele Frauen sind mit ihren Haaren unzufrieden, wissen aber nicht so recht, was sie daran ändern sollen. Andere finden ihre Haare im Grunde ganz in Ordnung, sind aber trotzdem auf der Suche nach einer neuen Frisur, weil die alte langweilig geworden ist oder nicht mehr zum Lebensgefühl passt.

Gehören Sie auch dazu? Dann kann dieses Buch Ihnen eine wertvolle Hilfe sein, denn es stellt beim Thema „Haare und Frisur" die Beratung in den Vordergund. So gibt es zu jeder Frisur neben Infos zu Schnitt und Styling viele Tipps, zu welchem Typ dieser Look besonders gut passt. Und da Sie das Styling nur dann gezielt auf Ihren Typ abstimmen, Vorzüge betonen oder nicht so vorteilhafte Seiten kaschieren können, wenn Sie Ihre Konturen und Proportionen kennen, dreht sich das erste Kapitel um „Gesichtsform und Frisur".

Schließlich ist das Haar der Rahmen fürs Gesicht und ein wichtiger Ausdruck der Persönlichkeit – nichts gibt soviel Selbstvertrauen wie eine schöne Frisur. Damit der Weg vom Wunsch zur Traumfrisur nicht enttäuschend endet, sollte der Schnitt auf die Haarqualität abgestimmt sein. Dabei hilft eine Haaranalyse – und die vielen schönen Frisurenvorschläge für glattes oder lockiges Haar, die Sie im zweiten und dritten Kapitel finden. Dazu erfahren Sie alles Wissenswerte über Pflege, Styling und die neuen Dauerwellen.

Und weil eine schöne Farbe die Frisur erst richtig perfekt macht, ist das letzte Kapitel dem Thema „Haarfarben" gewidmet – Farbberatung und Tipps zum Selbermachen inklusive. Wer spezielle Produkte sucht, mehr Informationen oder Beratung wünscht, findet im Herstellernachweis eine Fülle von Adressen, an die er sich telefonisch, schriftlich oder via Internet wenden kann.

Mit einem Dank an die Friseurmeisterin Daniela Kaschewski, die mich bei diesem Buch mit ihrem Wissen unterstützt hat, wünsche ich viel Freude beim Lesen, Auswählen, Ausprobieren – und natürlich mit Ihrer neuen Frisur!

Martina Gruhlke

INHALT

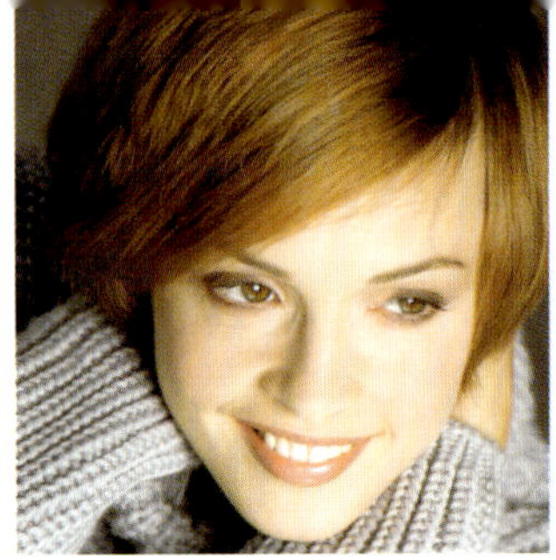

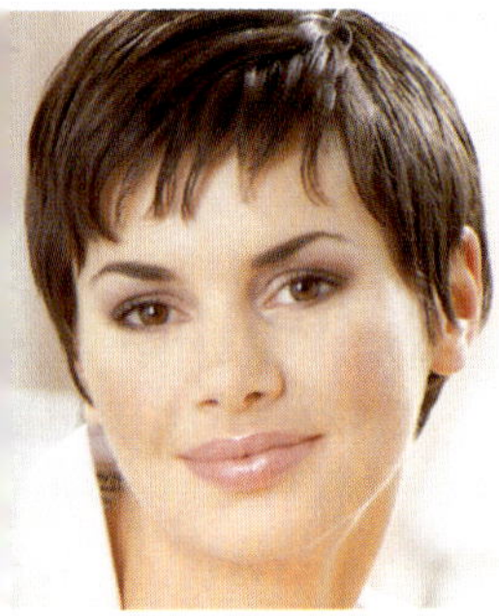

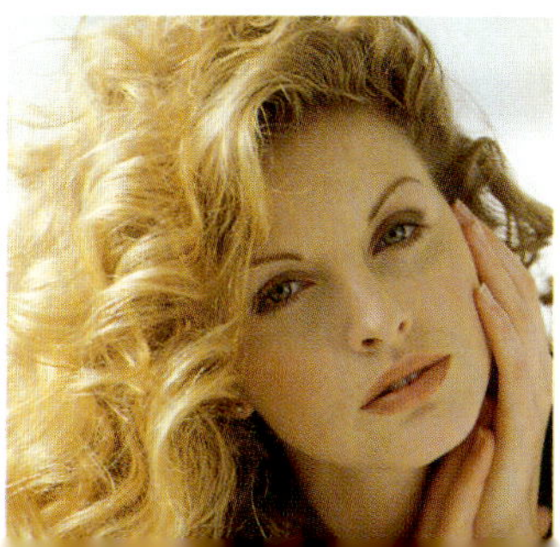

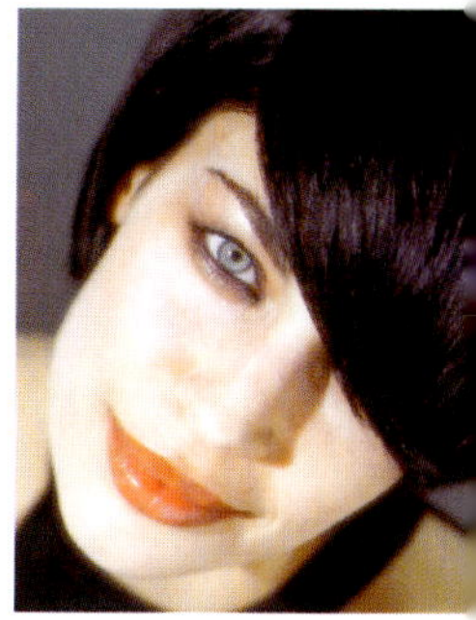

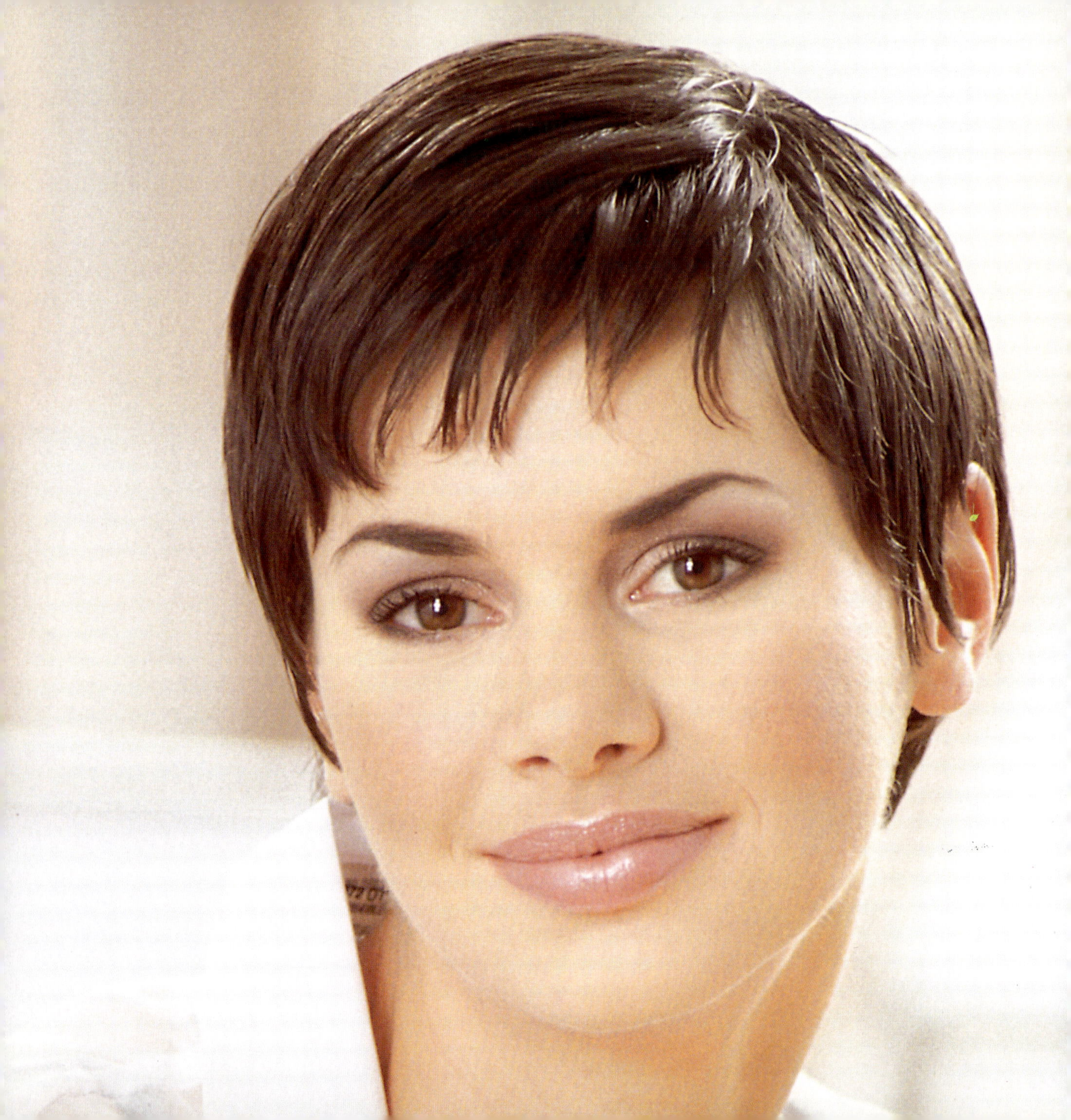

GESICHTSFORM & FRISUR

DAS GEHEIMNIS DER KONTUREN
TRICKS FÜR RUNDE GESICHTER
WEICHMACHER FÜR HARTE LINIEN
SO PASST DIE FRISUR ZUM TYP

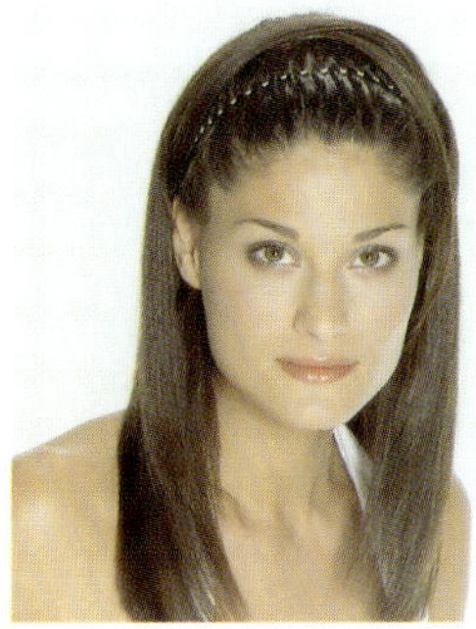

DAS GEHEIMNIS DER KONTUREN

Sanft gerundet oder eher kantig: Wer seine Gesichtsform kennt, kann die natürlichen Linien mit Haarschnitt und Styling gezielt betonen – oder auch kaschieren

Entscheidend für die Form eines Gesichts ist die Ausprägung von Knochen und darüber liegenden Pölsterchen. Beide sind größtenteils erblich vorgegeben, sodass selbst die strengste Diät füllige Wangen nicht verschwinden lässt. Weil die charakteristischen Merkmale sich besonders gut mithilfe der Geometrie beschreiben lassen, spricht man von ovalen, runden, dreieckigen oder eckigen Gesichtern. Die reinen Formen kommen in der Natur aber nur selten vor – die meisten Gesichter sind Mischungen. Deshalb kann die Beschreibung einer Gesichtsform immer nur eine Tendenz zeigen. Das gelingt am leichtesten, wenn man sich am Oval orientiert und die „Abweichungen" feststellt. Entscheidend ist dabei nicht die Kopfform, sondern die Kontur von Gesicht und Haaransatz. Man erkennt sie am besten, wenn man das Haar aus der Stirn kämmt oder mit einem Band aus dem Gesicht hält. Dann möglichst gerade vor einen Spiegel stellen und die typischen Merkmale mit den Zeichnungen auf Seite 11 vergleichen. Hilfreich: die Konturen mit einem Kajalstift auf den Spiegel zeichnen – er lässt sich mit einem Glasreiniger leicht wieder entfernen. Beim Gesamteindruck spielen aber auch die Gesichtszüge eine Rolle; so können zum Beispiel eckige Gesichter durch weiche Linienführung im Bereich von Mund und Nase rundlich wirken. Im Zweifelsfall kann man sich ruhig auf sein Gefühl verlassen – Menschen, die ihr Gesicht als rund oder schmal empfinden, haben damit fast immer Recht.

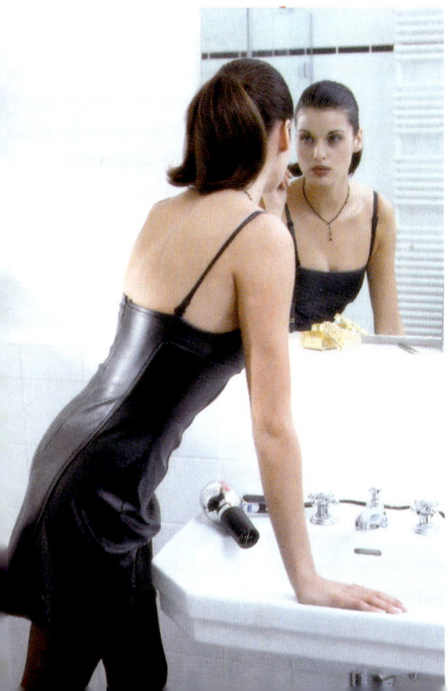

Darauf kommts an

Die Gesichtsform wird in erster Linie von Lage und Kontur der Wangenknochen, Stirn und Kinnpartie bestimmt. Bei ■ ***ovalen Gesichtern*** bilden die Wangen den breitesten Teil, von dem die Konturen zu Stirn und Kinn in einer weichen Rundung schmal zulaufen. Dabei ist der untere Teil – also die Wangen- und Kinnpartie – länger als der obere. Typisch für ■ ***dreieckige Gesichter*** ist eine ausgeprägte, manchmal fast kastenförmige Stirn mit einem breiten Haaransatz. Die Wangenknochen verlaufen meist in Augenhöhe und sind höher angesetzt als beim Oval, das Kinn ist fein gezeichnet, sodass eine breite obere und eine schmale untere Hälfte entstehen. ■ ***Eckige Gesichter*** haben nicht nur eine breitere Stirn, sondern auch eine breite Kinnpartie, die mit den Wangenknochen eine Linie bildet. ■ ***Runde Gesichter*** haben als Grundform ein Oval, ein Rechteck oder Dreieck, das durch Fülle überdeckt ist. Die Wangenpartie ist breiter, das Kinn meist wenig ausgeprägt, sodass es insgesamt rund wirkt. ■ ***Lange Gesichter*** sind meist verlängerte Ovale, Recht- oder Dreiecke mit hoher Stirn und längerer Kinnpartie.

1

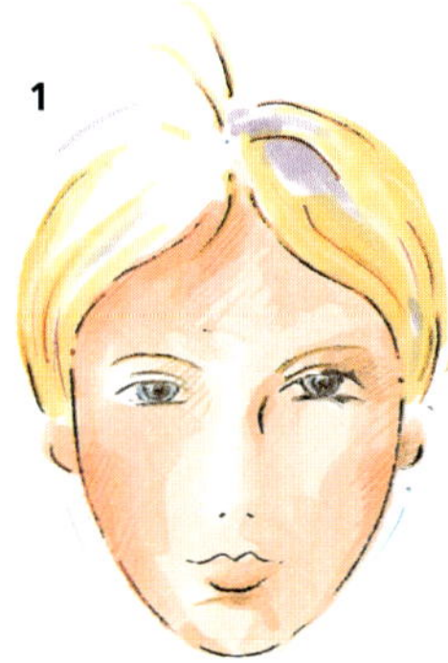

2

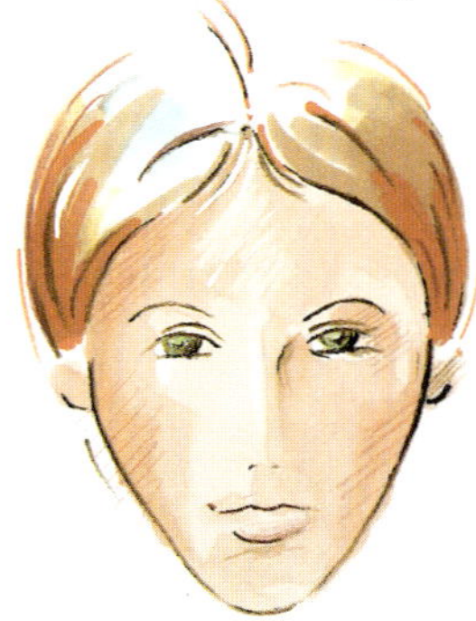

3

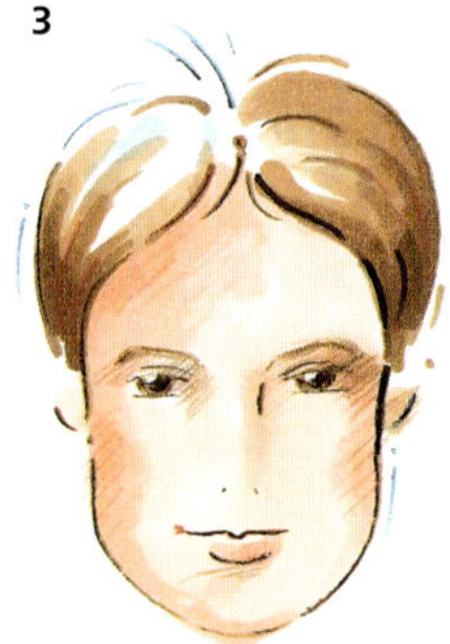

4

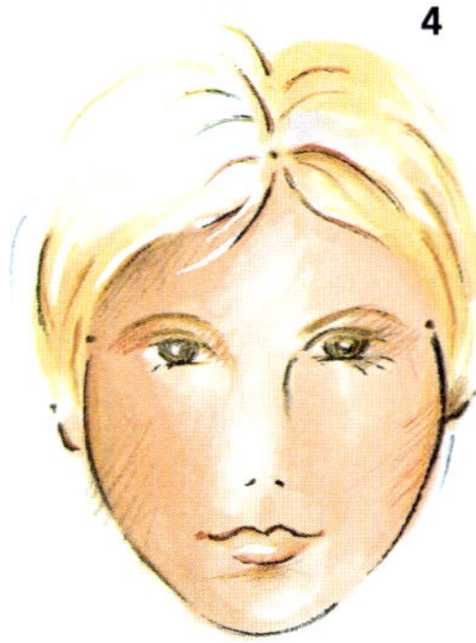

5

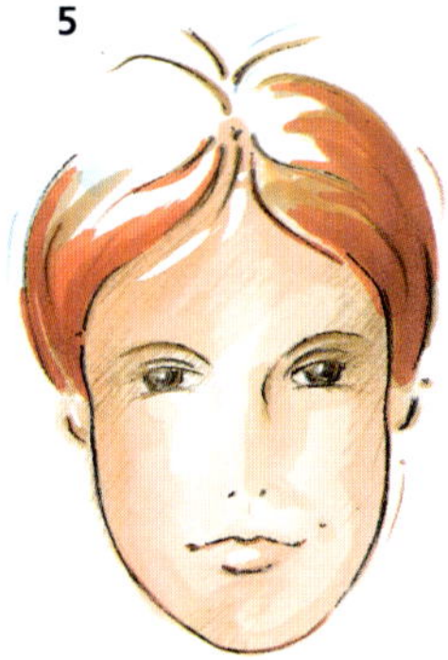

(1) OVAL:
Die Wangenknochen bilden den breitesten Teil. Nach oben und unten läuft das Gesicht symmetrisch zu, die untere Hälfte ist länger.

(2) DREIECKIG:
Die Stirn ist breit, die Kinnpartie schmal.

(3) ECKIG:
Stirn und Kinnpartie sind etwa gleich breit, bilden mit den Wangenknochen eine Linie.

(4) RUND:
Breite Wangenknochen, füllige Wangen, rundes Kinn – das runde Gesicht ist meist ein fülliges Oval, Rechteck oder Dreieck.

(5) LANG:
Ein in sich lang gezogenes Oval, Rechteck oder Dreieck, seltener eine Rundung.

OVAL – HIER PASST FAST ALLES

Raspelkurz oder taillenlang, glatt oder lockig, offen oder aus dem Gesicht gekämmt: Zu ovalen Gesichtern sieht fast jeder Look gut aus – wenn er zum Typ und zur Haarqualität passt

Ovale Gesichter galten lange Zeit als das absolute Schönheitsideal – viele Jahre lang konnten nur Frauen mit ovalem Gesicht Fotomodell werden. Das ist zum Glück vorbei. Die Ausgewogenheit der Proportionen ist für Frauen, die mit ihrem Aussehen Geld verdienen wollen, allerdings immer noch von Vorteil. Psychologische Tests haben ergeben, dass symmetrische Formen und Gesichtszüge von Menschen aller Kulturen als besonders schön empfunden werden. Bei ovalen Gesichtern kommt der Vorteil der großen Wandlungsfähigkeit dazu, denn zu dieser Gesichtsform passen fast alle Frisuren. Auch langes, glattes Haar oder Steck- und Flechtfrisuren, die die Konturen betonen, sehen bei ovalen Gesichtern eigentlich immer gut aus.

Die richtige Frisur für jeden Typ

Frauen mit ovalem Gesicht haben deshalb die Qual der Wahl, wenn es um Haarschnitt und Styling geht. Wobei es für die Realisierung der Wunschfrisur natürlich auch auf die ▪ ***Haarqualität*** ankommt. Eine weitere Hauptrolle spielt der ▪ ***persönliche Stil***: kurze Haare, Stufenschnitte und schlichte Langhaarfrisuren wirken eher sportlich, Bobs klassisch, Locken romantisch und verspielt. Bei der Wahl der ▪ ***Haarlänge*** ist es außerdem sinnvoll, die Körperproportionen mit einzubeziehen (s. S. 34 f.). Weil ovale Gesichter „von Natur aus“ weniger prägnant wirken als alle anderen Gesichtsformen, gelingt es mit einem ▪ ***extremen Schnitt,*** einer Trendfrisur oder ▪ ***auffälligen Farbeffekten*** am besten, aufzufallen oder sich zum unverwechselbaren „Typ“ zu stylen – hier und auf den nächsten Seiten gibt es dafür einige Vorschläge.

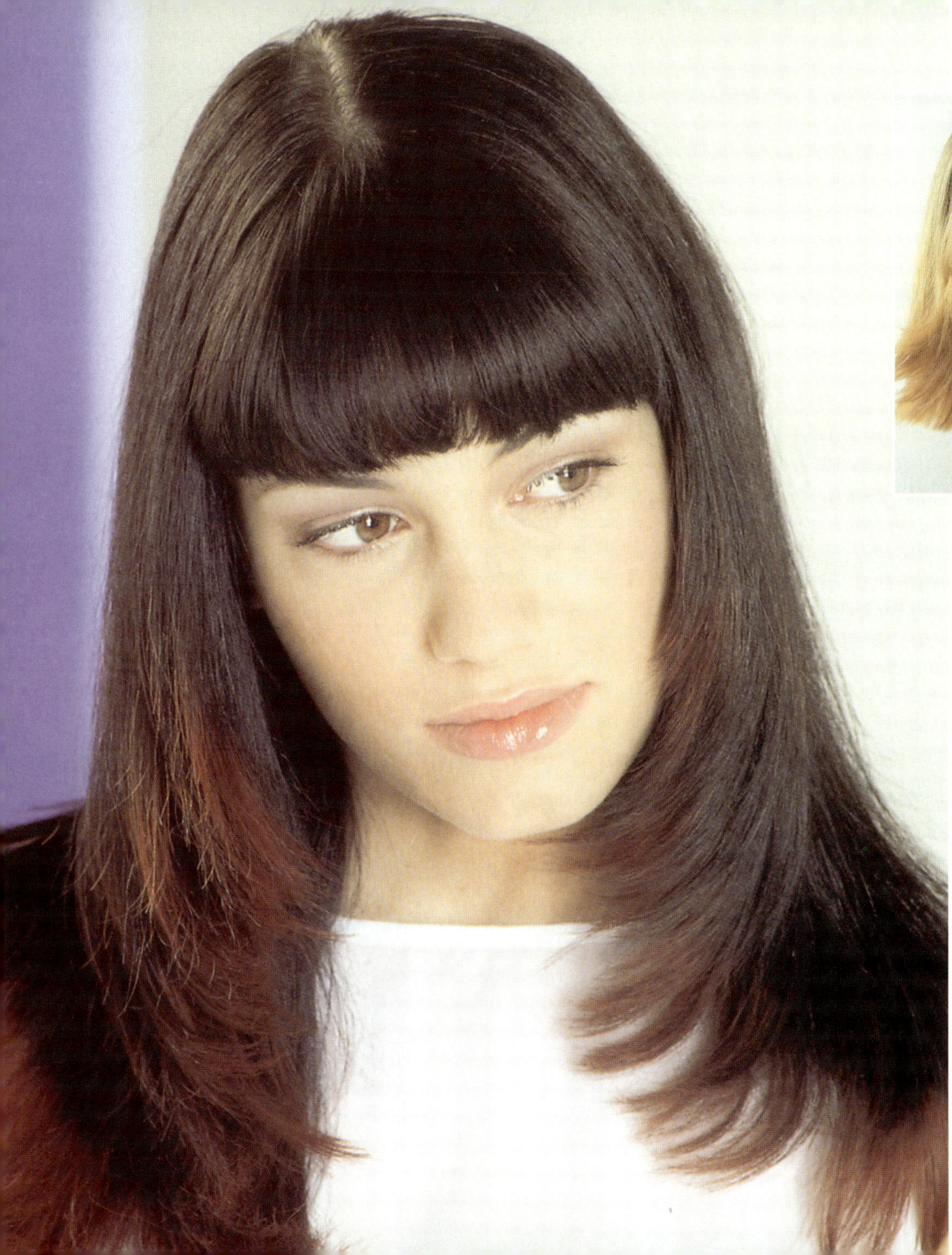

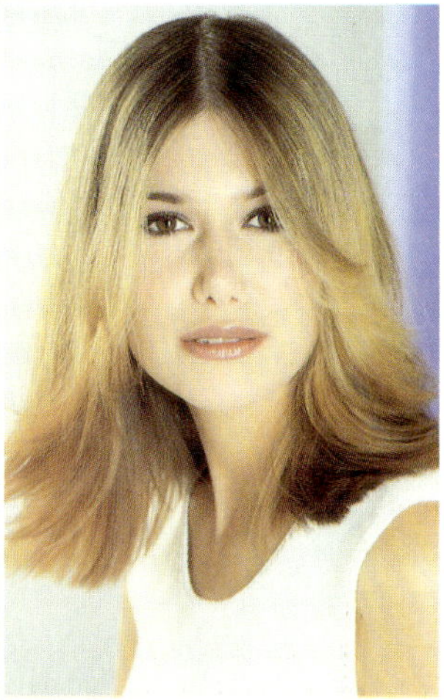

ROMANTISCH (oben): Das schulterlange, stumpf geschnittene Haar mit leicht gestuften Seitenkonturen wird über eine Rundbürste nach außen geföhnt.

MÄDCHENHAFT (links): Überschulterlanges Haar mit fransigen Seitenpartien, rot gefärbten Spitzen und dickem Pony lässt ovale Gesichter sanfter wirken.

Mini-Pony

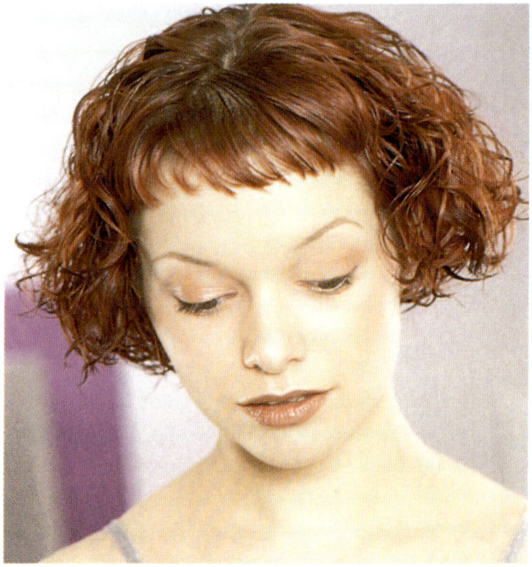

■ ***Welchem Typ steht die Frisur?*** Der kurze Pony und die rote Farbe fallen auf, machen mehr aus feinem Haar und sehen auch glatt gestylt gut aus. ■ ***Der Schnitt:*** Das Haar ist vom Mittelscheitel aus mit geradem Mini-Pony in leicht schräger Bobkontur geschnitten: vorn bis knapp über die Ohren, hinten kürzer. ■ ***Das Styling:*** Haar mit Festiger ansprühen, auf kleine Wickler drehen (s. S. 75), trocknen. Vorsichtig ausbürsten, reichlich Haarspray darauf geben und die leicht feuchten Haare mit den Händen kräftig in Form kneten.

Schwungvolle Spitzen

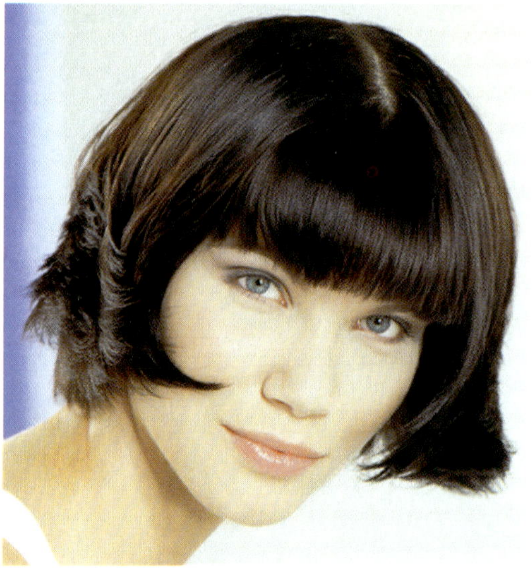

■ ***Welchem Typ steht die Frisur?*** Die Länge der Konturen lässt den Hals länger wirken, der Pony lenkt den Blick auf schöne Augen. Ideal für Frauen mit wenig Haar! ■ ***Der Schnitt:*** Das in den Spitzen leicht gestufte Haar ist vom Mittelscheitel aus fast stumpf geschnitten; der tief angesetzte Pony fällt voll und gerade. ■ ***Das Styling:*** Schaumfestiger in die Ansätze kneten. Haare partienweise über eine mittelgroße Rundbürste föhnen, dabei den Spitzen einen Schwung nach vorn geben. Pony leicht rund nach innen föhnen.

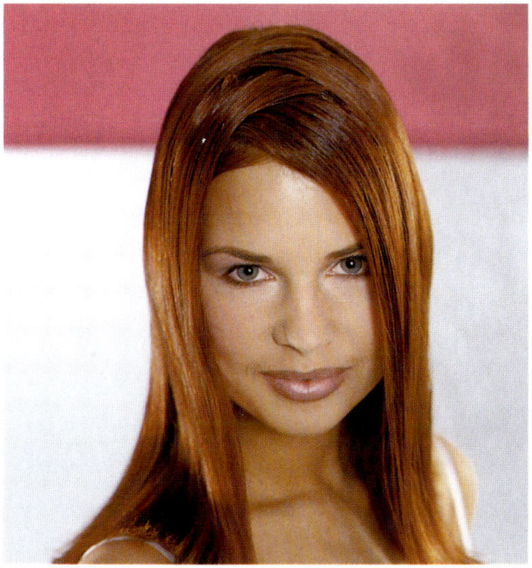

Zickzackscheitel

■ ***Welchem Typ steht die Frisur?*** Langes, glattes Haar, das sich immer wieder anders stylen lässt, ist ideal für junge Frauen, die ihren Typ erst finden müssen. ■ ***Der Schnitt:*** Das überschulterlange Haar ist rundum stumpf geschnitten. ■ ***Das Styling:*** Mittelscheitel ziehen, Haare partienweise über eine Skelettbürste glatt föhnen. Links und rechts vom Scheitel versetzt etwa drei Zentimeter breite Strähnen abteilen, über den Scheitel schräg auf die andere Seite legen, mit Glanzgel auf den Handflächen übers Haar streichen.

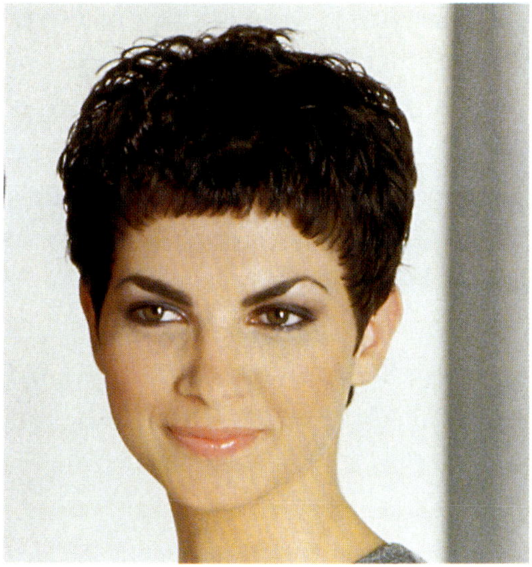

Bubikopf

■ ***Welchem Typ steht die Frisur?*** Ein ausgefallener Schnitt für dickes, leicht naturgewelltes Haar – und für Frauen, die gern Kontur zeigen! ■ ***Der Schnitt:*** Das Haar ist kurz gestuft und rund ums Gesicht zu einem runden Mini-Pony geschnitten; das Oberkopfhaar bleibt so lang, dass es sich strubbelig kringeln kann. ■ ***Das Styling:*** Haare kreuz und quer föhnen, dabei mit den Fingern an den Seiten glatt, am Oberkopf wuschelig stylen. Locken am Oberkopf eventuell mit einem Airstyler oder einer dünnen Rundbürste nachformen.

HAAR-INFO
Europäische Frauen haben zwischen 85 000 und 140 000 Haare auf dem Kopf – Dunkelhaarige meist weniger als Blonde, dafür sind dunkle Haare in der Regel dicker.

Durch Mangelernährung, Stress, Hormonschwankungen kann das Haar dünner werden oder stärker ausfallen. Krankhaft ist Haarausfall aber erst, wenn über eine längere Zeit mehr als 100 Haare pro Tag ausfallen.

Rund – das macht schmal

Frauen mit runden Gesichtern haben oft eine mädchenhafte Ausstrahlung und wirken jünger, als sie sind. Eine Frisur kann die weichen Linien betonen – oder zu viel Fülle kaschieren

Runde Gesichter, die nicht zu füllig sind, sehen wunderbar aus, wenn man die soften Konturen noch betont – zum Beispiel mit einem lockigen ■ ***Wuschelkopf*** oder großzügig gewellten Langhaarfrisuren, die entweder locker aus dem Gesicht frisiert oder seitlich gescheitelt werden. Auch ■ ***Ponys*** lenken den Blick auf runde Wangen, sollten aber möglichst fransig geschnitten oder ausgedünnt sein – ein zu fülliger, gerader Pony verkürzt das Gesicht und kann es unvorteilhaft breit wirken lassen.

Fülle-Tricks, die strecken

Wer seine vollen Wangen lieber kaschieren und die Gesichtsform länger und schlanker erscheinen lassen möchte, braucht dafür in erster Linie ■ ***Fülle am Oberkopf*** und schmal gestylte Seitenpartien. Ideal sind Bobs und halblange Stufenschnitte, die das Haar leichter machen, sodass es sich füllig stylen lässt – die Seitenpartien entweder fransig ins Gesicht ziehen oder das Haar aus dem Gesicht frisieren. ■ ***Kurzhaarschnitte*** sollten am Oberkopf immer so lang bleiben, dass man sie wuschelig nach oben stylen kann. Auch ■ ***Hochsteckfrisuren*** mit Fülle auf dem Oberkopf ziehen das Gesicht optisch in die Länge. ■ ***Asymmetrische Frisuren*** oder fransige Schnitte, bei denen die Fransen einen Teil der Wangenpartie verdecken, lassen das Gesicht schmaler wirken. Dabei sollten die Konturen aber nicht zu stark gefranst und in die Wangenpartie „drapiert" sein. Dann verrutscht die Frisur nämlich leicht und betont womöglich mehr als sie kaschiert. Ebenfalls unvorteilhaft: streng aus dem Gesicht gestylte Frisuren, die für die weichen Formen einen zu harten Rahmen bilden.

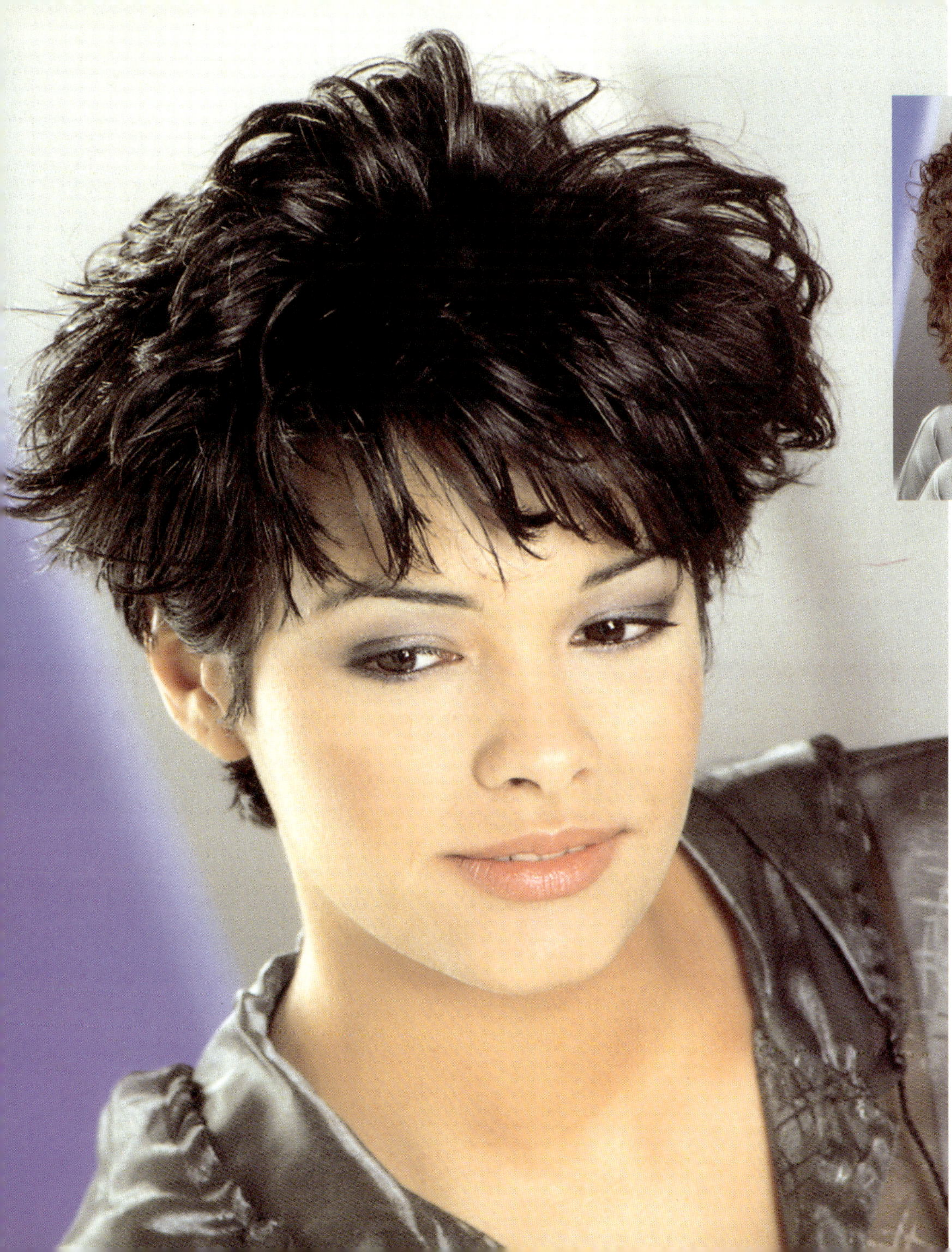

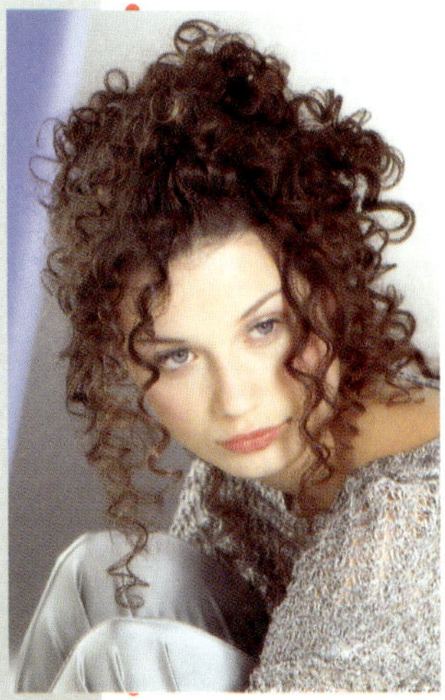

VOLUMEN AM OBERKOPF (oben): Für die verspielte Steckfrisur das lockige Haar zum hohen Pferdeschwanz binden, aus Pony- und Seitenpartie einige Strähnen herausziehen.

DER DURCHGESTUFTE KURZHAARSCHNITT (links) mit fransigen Koteletten wird über eine dünne Rundbürste volumig geföhnt und mit Gel verwuschelt.

IDEAL-FRISUREN für runde Gesichter: gestufte, asymmetrische oder glatte Bobs und wuschelige Kurzhaarschnitte. Tipp: Dunkle Haarfarben lassen Rundungen schmaler wirken!

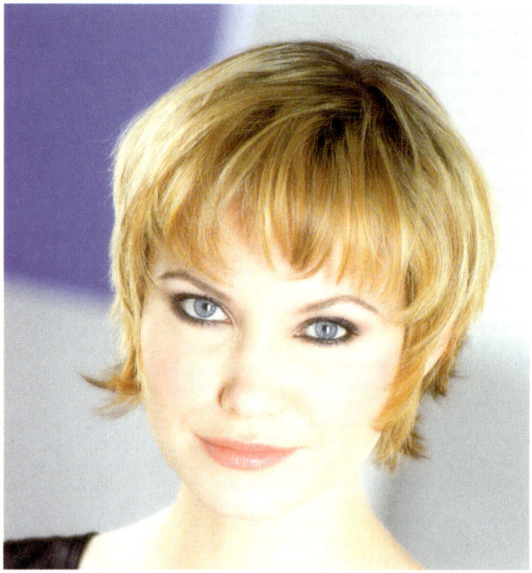

Fransen-Look

■ ***Welchem Typ steht die Frisur?*** Sie betont die Wangenknochen, macht einen kleinen Kopf und wirkt mädchenhaft-sportlich. Ideal für feines Haar! ■ ***Der Schnitt:*** Die Grundlinie verläuft vorn in Höhe der Mundpartie und wird hinten etwas kürzer. Das Haar ist ab Ohrhöhe stark gestuft, der Pony gefranst. ■ ***Das Styling:*** Am Ansatz Schaumfestiger ins Haar geben, einen kurzen Scheitel ziehen. Haare mit den Händen in Form kneten, eng anliegend föhnen. Pony über eine dicke Rundbürste trocknen, Spitzen mit Gel fransig stylen.

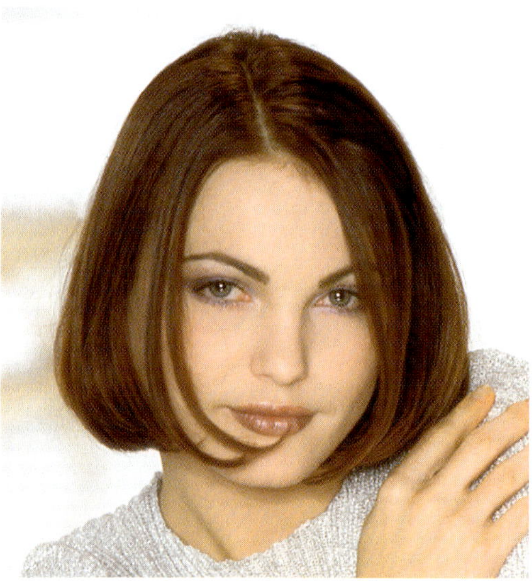

Soft-Bob

■ ***Welchem Typ steht die Frisur?*** Das schlichte Haarstyling wirkt schön klassisch und kaschiert sehr volle Wangen. ■ ***Der Schnitt:*** Das Haar ist vom hohen Seitenscheitel aus rundum stumpf geschnitten: vorn knapp kinnlang, hinten etwas kürzer. Die Spitzen sind minimal gestuft, damit das Haar schöner fällt. ■ ***Das Styling:*** Schaumfestiger in die Ansätze einkneten, Haare über Kopf vorföhnen. Mit Schwung zurückwerfen, Seitenscheitel ziehen und das halb trockene Haar partienweise über eine Rundbürste nach innen föhnen.

Strubbelkopf

▪ ***Welchem Typ steht die Frisur?*** Schön für zierliche Frauen, die für ihre Körperproportionen eine kleine Kopfform brauchen – und für sportliche Frauen, die eine unkomplizierte Frisur wollen. Ideal für sehr glattes Haar! ▪ ***Der Schnitt:*** Das Haar ist rundherum gestuft – im Nackenbereich sehr kurz, auf dem Oberkopf etwas länger. ▪ ***Das Styling:*** Halb trockene Haaransätze mit Spray anfeuchten, Haare über eine Skelettbürste an den Seiten schmal, am Oberkopf nach oben föhnen, mit etwas Gel wuschelig stylen.

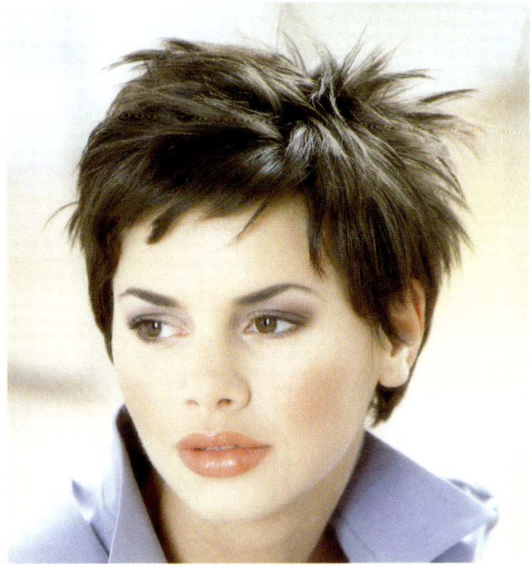

Volumen-Zauber

▪ ***Welchem Typ steht die Frisur?*** Der trendige Bob wirkt gleichzeitig klassisch und modern; die Seitenpartien sind so gestuft, dass das Haar am Oberkopf füllig, im Wangenbereich schmal fällt. ▪ ***Der Schnitt:*** Die schräge Bobkontur reicht vorn bis zu den Mundwinkeln und ist ab Augenhöhe durchgestuft, der lange Pony fransig geschnitten. ▪ ***Das Styling:*** Schaumfestiger einkneten, Mittelscheitel ziehen, Haare über eine dicke Rundbürste partienweise füllig föhnen. Pony seitlich hoch abteilen, mit etwas Gel ins Gesicht frisieren.

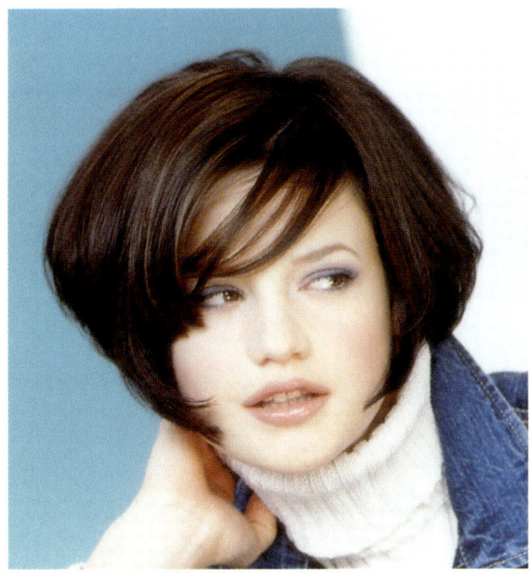

VOLUMEN-TRICK
Profi-Tipp für noch mehr Fülle am Oberkopf: Haare am Hinterkopf antoupieren. Dafür die Haare strähnchenweise hochnehmen, mit einem Toupierkamm unterm Deckhaar gegen den Strich zusammenschieben. Das Deckhaar eventuell noch vorsichtig glätten, Frisur mit Spray fixieren. Abends gut auskämmen, sonst gibt es Kletten!

Eckig – weiche Konturen schaffen

Eckige Gesichter haben oft einen markanten Charakter. Diese Ausstrahlung kann man mit kantigen Schnittkonturen verstärken – oder mit verspielten Locken und Fransen absoften

Ob wir es wollen oder nicht: Für den ersten Eindruck zählen optische Gesichtspunkte. Frauen mit ausgeprägtem Kinn und breiter Stirn wird oft zugeschrieben, dass sie energisch seien und Widrigkeiten im wahrsten Sinn des Wortes „die Stirn bieten" könnten. Ob dem so ist, steht auf einem anderen Blatt. Wer die kantige Form mag, kann sie mit der richtigen Frisur optisch unterstreichen. Dazu gehören ■ ***sehr kurze Schnitte,*** die die Konturen freilassen – aber auch ■ ***grafische Bobs*** im Stil der 20er-Jahre. Auch ■ ***langes, glattes Haar*** mit Mittelscheitel und Frisuren, bei denen das Haar aus dem Gesicht gekämmt wird, betonen kantige Konturen. Damit sie nicht zu streng wirken, das Haar im unteren Bereich oder am Hinterkopf bewegt und locker stylen.

Weichmacher für harte Linien

Wer seine eckige Gesichtsform lieber etwas mildern möchte, kann durch Haarschnitt und Styling das Gesicht weicher wirken lassen. Besonders gut dafür geeignet sind ■ ***Lockenfrisuren*** mit geometrischer Silhouette, die das Gesicht sanft umspielen – ohne oder mit Seitenscheitel. Auch weich geföhnte ■ ***Stufenschnitte*** und ■ ***asymmetrische Frisuren*** schmeicheln und lenken von allzu harten Kanten ab. Schön für langes Haar sind ■ ***Stufen,*** die erst ab Kinnhöhe anfangen, um die klaren Linien nicht zu unterbechen. ■ ***Ponyfransen*** haben etwas Mädchenhaftes und nehmen eckigen Gesichtern die Strenge – dafür sollte das Gesicht aber nicht zu kurz sein. Die ■ ***Haarfarbe*** kann die Züge ebenfalls härter oder weicher machen. Generell gilt: Kontraste, wie dunkle Töne zu heller Haut, wirken härter; weiche Übergänge und helle Farben soften ab.

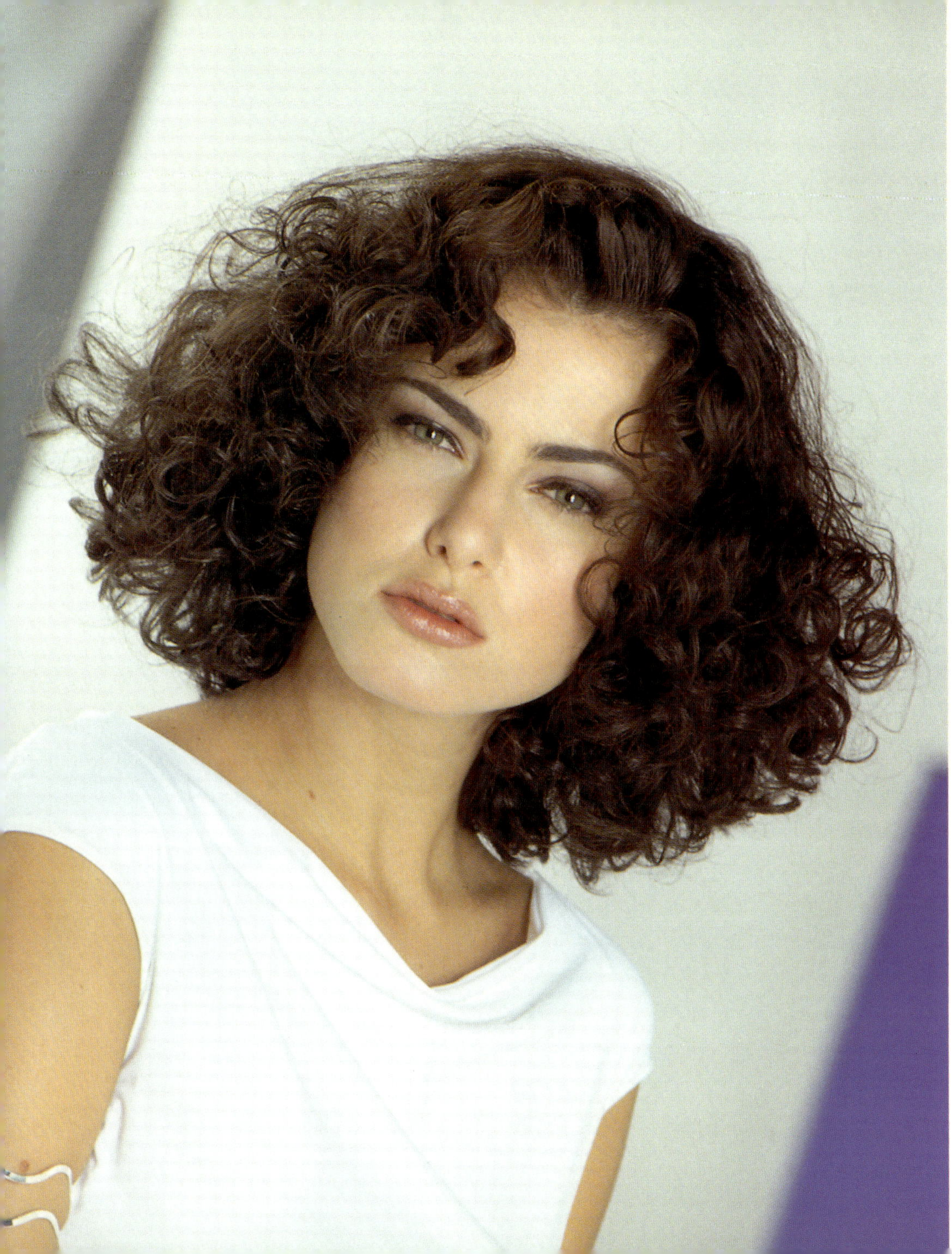

DIESE LOCKEN-FRISUR mit trapezförmiger Kontur lässt eckige Gesichter weicher wirken: Das natur- oder dauergewellte, schulterlange Haar ist ab Augenhöhe sanft gestuft.

Fürs Styling Festiger einkneten, kurzen Seitenscheitel ziehen und das Haar am Scheitel trockenföhnen. Die Längen mit einem Diffusoraufsatz über Kopf trocknen, mit Schwung nach hinten werfen. Frisur mit Wachs in Form stylen.

Sanfter Swinger

▪ ***Welchem Typ steht die Frisur?*** Sie wirkt mädchenhaft jung und klassisch-edel, betont klare Konturen und den Glanz von glattem Haar. ▪ ***Der Schnitt:*** Das überschulterlange Haar ist vom kurzen Mittelscheitel aus mit vollem, langem Pony rundum stumpf geschnitten und in den seitlichen Konturen fedrig durchgestuft. ▪ ***Das Styling:*** Schaumfestiger in die Ansätze geben, Haare über eine dicke Rundbürste partienweise nach innen föhnen, mit Spray fixieren.

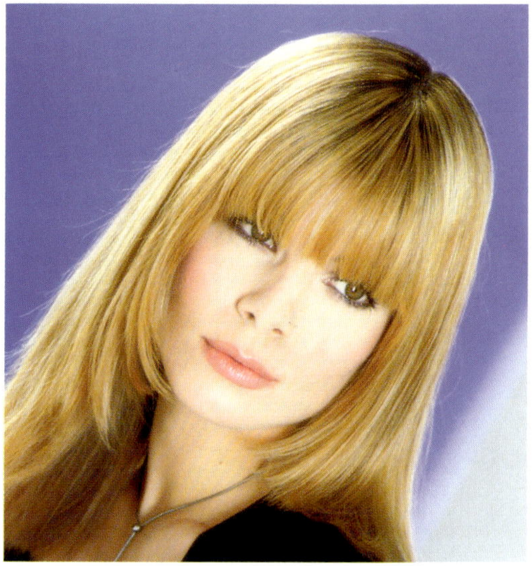

VERSPIELT **Locken und Fransenschnitte bringen Bewegung ins Haar und schmeicheln kantigen Gesichtern.**

Stirnfrei

▪ ***Welchem Typ steht die Frisur?*** Das superkurze, sportlich-freche Styling betont die klare Kontur eckiger Gesichter, bändigt eine störrische, dicke Mähne und wirkt am schönsten bei dunklem Haar. ▪ ***Der Schnitt:*** Das Haar ist vom Hinterkopfwirbel aus rundum stufig geschnitten: die Nacken- und Seitenpartien mit spitzen Koteletten sehr kurz, das Haar am Oberkopf etwas länger. ▪ ***Das Styling:*** Festiger einkneten, Haare kreuz und quer trockenföhnen, dabei am Oberkopf mit den Hände nach oben ziehen und die Spitzen mit den Fingern und etwas Gel fransig stylen.

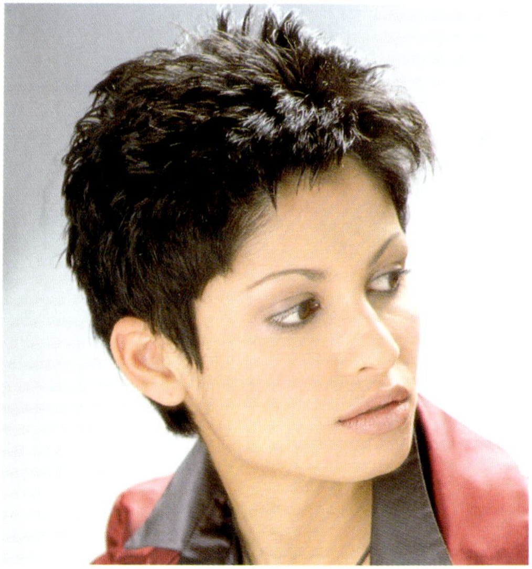

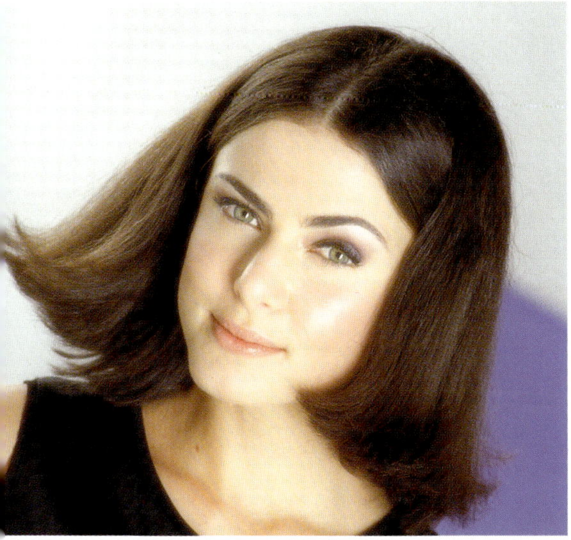

Glossy Außenwelle

■ ***Welchem Typ steht die Frisur?*** Frauen, die es feminin und dabei schlicht mögen. Sie rahmt das Gesicht wirkungsvoll ein und lässt es etwas länger wirken. ■ ***Der Schnitt:*** Die Grundlänge zwischen Schulter und Kinn wird nach vorn in ovaler Linie kürzer; das Deckhaar ist im unteren Bereich leicht gestuft. ■ ***Das Styling:*** Mittelscheitel ziehen. Haare über eine Rundbürste glatt föhnen, die Spitzen dabei nach außen stylen. Haaransatz mit etwas Glanzgel zwischen den Händen zum Glänzen bringen, Seitenpartien hinters Ohr frisieren.

GLANZ & HALT für glatte Frisuren, die hinters Ohr frisiert werden: Einen kleinen (!) Klecks Gel zwischen den Handflächen verreiben, mit flachen Händen über die Seitenpartien streichen. Haare hinters Ohr klemmen, eventuell mit über Kreuz gesteckten Haarklammern zusätzlich fixieren.

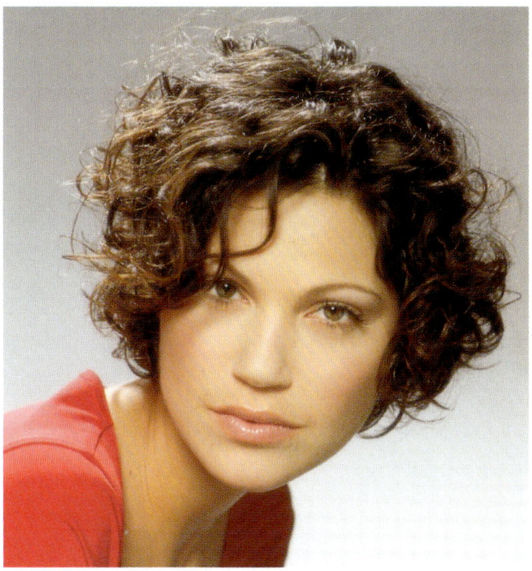

40er-Jahre-Locken

■ ***Welchem Typ steht die Frisur?*** Schön für Frauen mit Natur- oder Dauerwellen, die es romantisch mögen – auch gut als Kontrast zur eckigen Gesichtsform. ■ ***Der Schnitt:*** Das lockige Haar ist zu einem Bob geschnitten – mit schräger Seitenkontur, leichten Stufen in den Seitenpartien und stärkeren (graduierten) Stufen im Nackenbereich. ■ ***Das Styling:*** Locken vom angedeuteten Mittelscheitel aus mit Föhn und Diffusoraufsatz trocknen, dabei mit den Händen durchkneten. Danach die Locken mit etwas Gelwachs in Form zupfen.

Dreieckig – so stimmt die Geometrie

Hohe Wangenknochen und eine ausgeprägte Stirn: Dreieckige Gesichter haben oft eine katzenhafte Ausstrahlung, die je nach Styling erotisch, frech oder mädchenhaft wirken kann

Bei der Frage, mit welcher Frisur man seinen Typ am besten betonen kann, spielen auch die Gesichtszüge eine Rolle. Wirken sie weich und sanft gerundet? Dazu passen Wuschelköpfe, weiche Wellen und softe Fransenschnitte. Oder ist der Eindruck eher kantig und gerade? Dann sollte die Frisur geometrisch geschnitten sein und eine klare Linienführung haben. Wenn Sie Ihre dreieckige Gesichtsform betonen wollen: ▪ ***Geometrische Schnitte*** mit Fülle am Oberkopf und schmaler Seitenpartie, ▪ ***kurze Bobs mit Mini-Pony*** oder ▪ ***aus der Stirn gestylte Kurzhaarschnitte*** unterstreichen die natürlichen Linien. So ein „Typ-Styling" passt am besten zu Frauen mit ebenmäßigen Gesichtszügen, deren Gesichtsform nicht allzu stark ausgeprägt ist. Vorsicht: aus dem Gesicht gekämmte Frisuren mit Mittelscheitel können die Stirn unvorteilhaft breit aussehen lassen.

Viel Fülle für soften Ausgleich

Wer die Dreiecksform lieber etwas kaschieren möchte, braucht dafür viel Fülle im Bereich der Kinnpartie. Ideal sind glatte und gelockte Frisuren mit ▪ ***trapezförmiger Kontur*** (der Look von S. 21 schmeichelt auch dreieckigen Gesichtern), ▪ ***Pagenköpfe oder halblange Bobs*** mit nach außen gestylten Spitzen, ein ▪ ***Lockenkranz*** in Kinnhöhe oder ▪ ***langes Haar*** mit Bewegung in den Konturen. Raffinierte Schnitte, bei denen nur das Deckhaar im unteren Bereich kürzer gestuft ist, und das richtige Styling sorgen für den nötigen Schwung in den Spitzen. Eine gezielt platzierte Volumenwelle (s. S. 82–85) gibt dem Haar mehr Fülle und dem Styling den nötigen Halt.

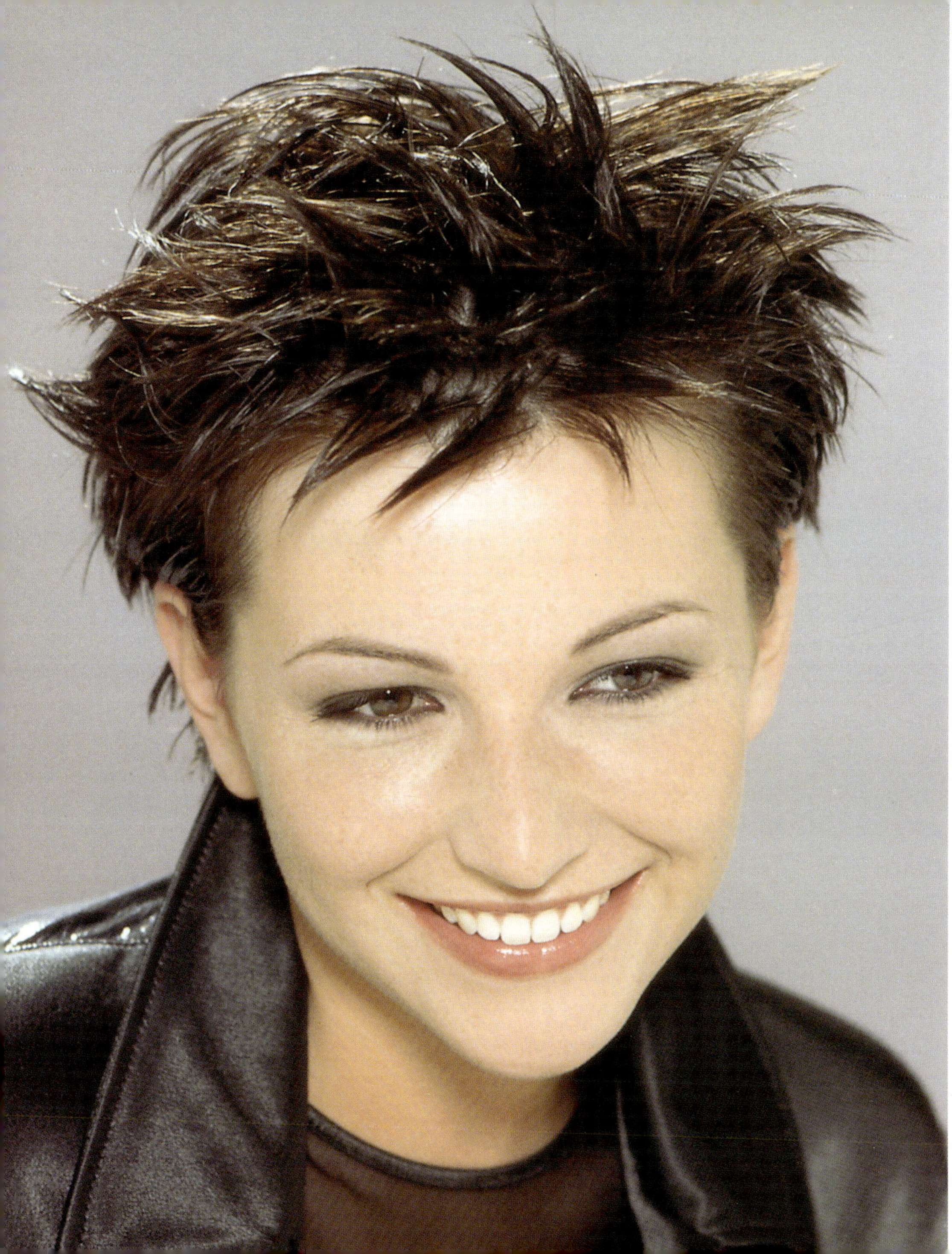

FRANSIG
Dieser Fransenschnitt betont die dreieckige Gesichtsform: Das Haar ist vom Hinterkopfwirbel aus etwa drei Zentimeter lang gestuft, die Nackenpartie kürzer und schmaler geschnitten.

Haare lufttrocknen lassen oder kreuz und quer trockenföhnen, dann etwas Gel oder Gelwachs zwischen den Fingerspitzen verreiben und das Haar damit strähnchenweise zwirbeln.

STUFEN ODER LOCKEN?
Viel Fülle und Bewegung im Bereich der Kinnpartie softet dreieckige Gesichter optisch ab.

20er-Jahre-Bob

■ ***Welchem Typ steht die Frisur?*** Der kurze Pony ist frech und trendy, die Stufen machen mehr aus feinem Haar. ■ ***Der Schnitt:*** Das Haar ist zu einem Bob geschnitten – vorn reicht es bis zu den Wangenknochen, am Hinterkopf ist es kürzer. Die Seitenpartien sind in runder, fransiger Kontur ins Gesicht geschnitten; der Pony beginnt etwa 1,5 Zentimeter über den Brauen. ■ ***Das Styling:*** Festiger auf den Ansatz sprühen, Haare partienweise über eine Rundbürste glatt nach innen föhnen, durchwuscheln und mit Spray fixieren.

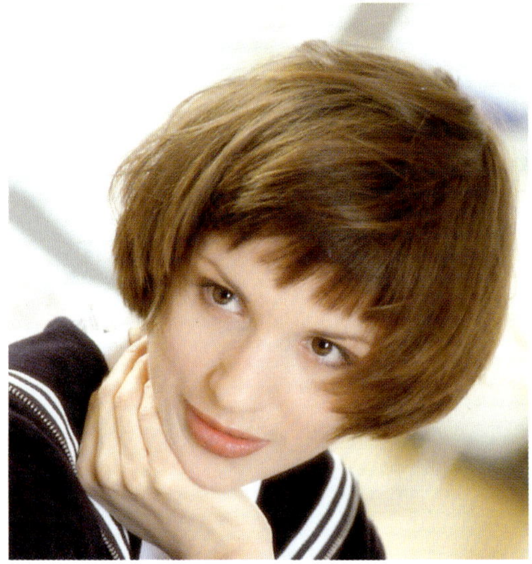

Lockenkranz

■ ***Welchem Typ steht die Frisur?*** Frauen, die sich gern weiblich stylen – mit blondem Haar wirkt sie besonders sexy. Eine schöne Idee für rausgewachsene Dauerwellen! ■ ***Der Schnitt:*** Das naturkrause oder dauergewellte, knapp kinnlange Haar ist ab Ohrhöhe leicht gestuft. ■ ***Das Styling:*** Seitenscheitel ziehen, Haare am Scheitel glatt kämmen und anföhnen. Spitzen mit einem Diffusoraufsatz trocknen, Locken mit dem Lockenstab formen (haarschonender: feucht auf Papilloten drehen). In Form zupfen, mit Spray fixieren.

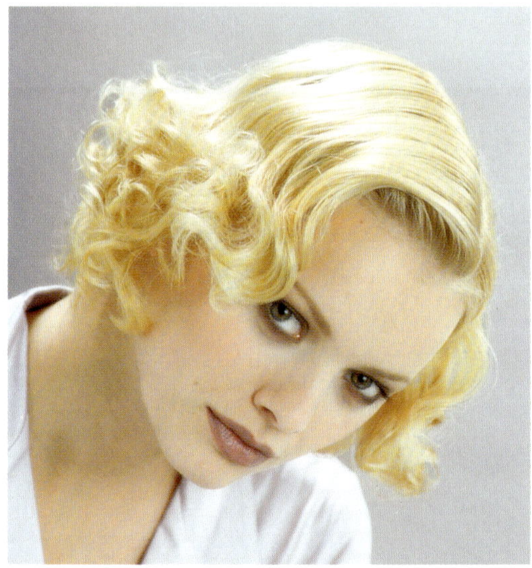

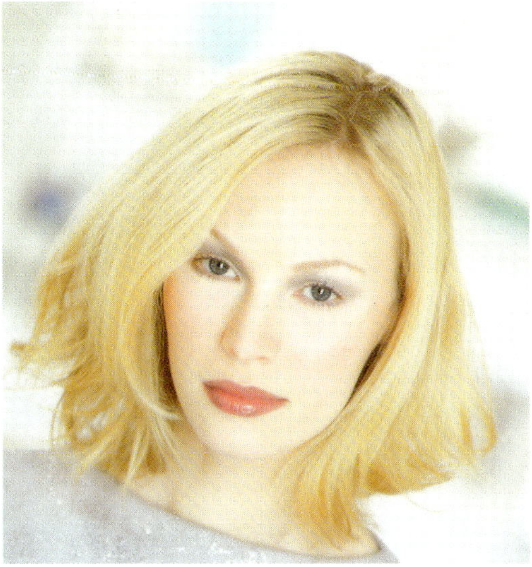

Spitzen-Swinger

■ ***Welchem Typ steht die Frisur?*** Schön für zierliche oder schlanke, große Frauen, die im Kopfbereich Fülle gebrauchen können – das Haar sollte nicht zu fein sein. ■ ***Der Schnitt:*** Das Haar ist rundherum auf halber Höhe zwischen Kinn und Schulter stumpf geschnitten, hinten kürzer als vorn. Die Seitenpartien sind im unteren Bereich leicht gestuft. ■ ***Das Styling:*** Festiger einkneten, Haare über Rundbürste oder Air-Styler erst nach innen, dann nach außen föhnen, mit den Händen durchwuscheln und mit Spray fixieren.

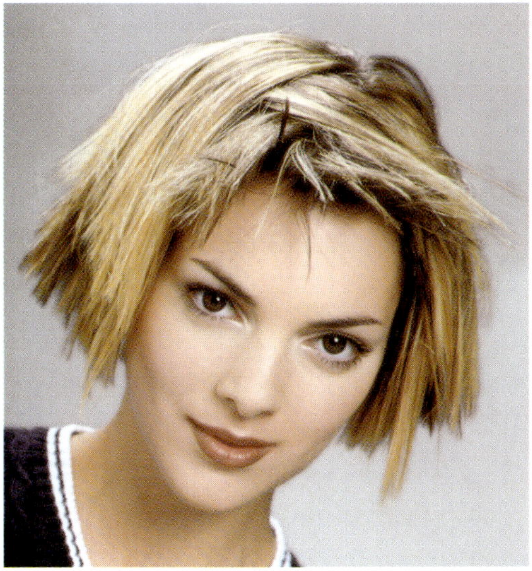

Extra-Glatt

■ ***Welchem Typ steht die Frisur?*** Zickzackscheitel, Minipony und gerades Styling wirken frech, fallen auf und halten besonders gut in aalglattem Haar. ■ ***Der Schnitt:*** Der stumpf geschnittene Bob ist vorn nasenspitzenlang und wird hinten etwas kürzer, wirkt aber insgesamt gerade. ■ ***Das Styling:*** Haare vortrocknen. Haarspray Marke „extra starker Halt" aufsprühen, Haare strähnchenweise über eine flache Bürste glatt föhnen – Bürste dabei vom Kopf weg ziehen. Zickzackscheitel ziehen, Pony und Spitzen mit Gel fransig stylen.

ZICKZACK-SCHEITEL
Besonders günstig für dreieckige Gesichter: ein Seiten- oder auch ein Zickzackscheitel. Dafür etwas Schaumfestiger auf den Ansatz geben.

Mit dem Kamm in Zickzacklinien über den Scheitel ziehen und mit den Fingern das Haar partienweise dort auseinander ziehen, wo der Kamm steckt. Zum Schluss den Scheitel mit etwas Spray fixieren.

Lang – der richtige Rahmen

Lange Gesichter haben oft hohe Wangen und eine fein gezeichnete Knochenstruktur. Das wirkt schon von Natur aus edel – die richtige Frisur unterstreicht diesen Look!

Die Grundform eines langen Gesichts ist fast immer ein Oval, ein Dreieck oder ein Rechteck, das durch eine hohe Stirn und hoch angesetzte Wangenknochen optisch „in die Länge gezogen" wird. Deshalb sehen zu länglichen Gesichtern auch viele Frisuren gut aus, die ovalen Gesichtern stehen (siehe z. B. S. 13–15).

Dos and Don'ts

Lange Gesichter haben oft eine klar geformte Wangenpartie, die immer elegant wirkt – sogar mit ■ ***sportlichen Kurzhaarschnitten***. Auch ■ ***durchgestufte Lockenfrisuren*** bilden einen schönen Kontrast, der dafür sorgt, dass dieser Typ nicht zu „damenhaft" aussieht. Wenn die Haare sich rund ums Gesicht schön bauschen, ziehen sie sehr schmale Gesichter optisch etwas in die Breite. Auch Frisuren, die am Oberkopf viel Fülle geben, schmeicheln langen Gesichtern: wie ■ ***glatte oder gelockte Stufenschnitte*** mit schmaler Nackenpartie – entweder locker aus dem Gesicht gestylt oder mit ein paar ■ ***Fransen***, die die Konturen umspielen und weicher machen. Sehr lange Gesichter wirken durch einen ■ ***vollen Pony***, der den Blick auf Wangenknochen und Augen lenkt, etwas kürzer. Nicht so günstig: stumpf geschnittene Langhaarfrisuren ohne Pony, die das Gesicht noch länger oder sogar etwas hager erscheinen lassen können.

Wenn die Frisur zwar zum Gesicht, aber nicht so recht ins Gesamtbild passt, dann kann das an den Proportionen (s. S. 34/35) liegen: Das Abstimmen von Haarlänge und Fülle auf die Figur ist bei länglichen Gesichtern besonders wichtig, damit der Kopf im Verhältnis nicht zu groß und wie „langgezogen" erscheint.

LOCKEN ODER FRANSEN
Mit diesem Schnitt für lange Gesichter ist beides möglich: Die Nackenpartie ist fast schulterlang, Oberkopf und Seitenpartien sind großzügig durchgestuft, der Pony ist fransig geschnitten.

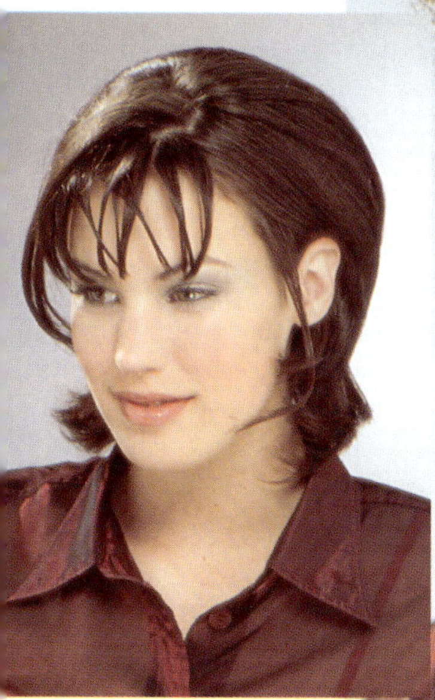

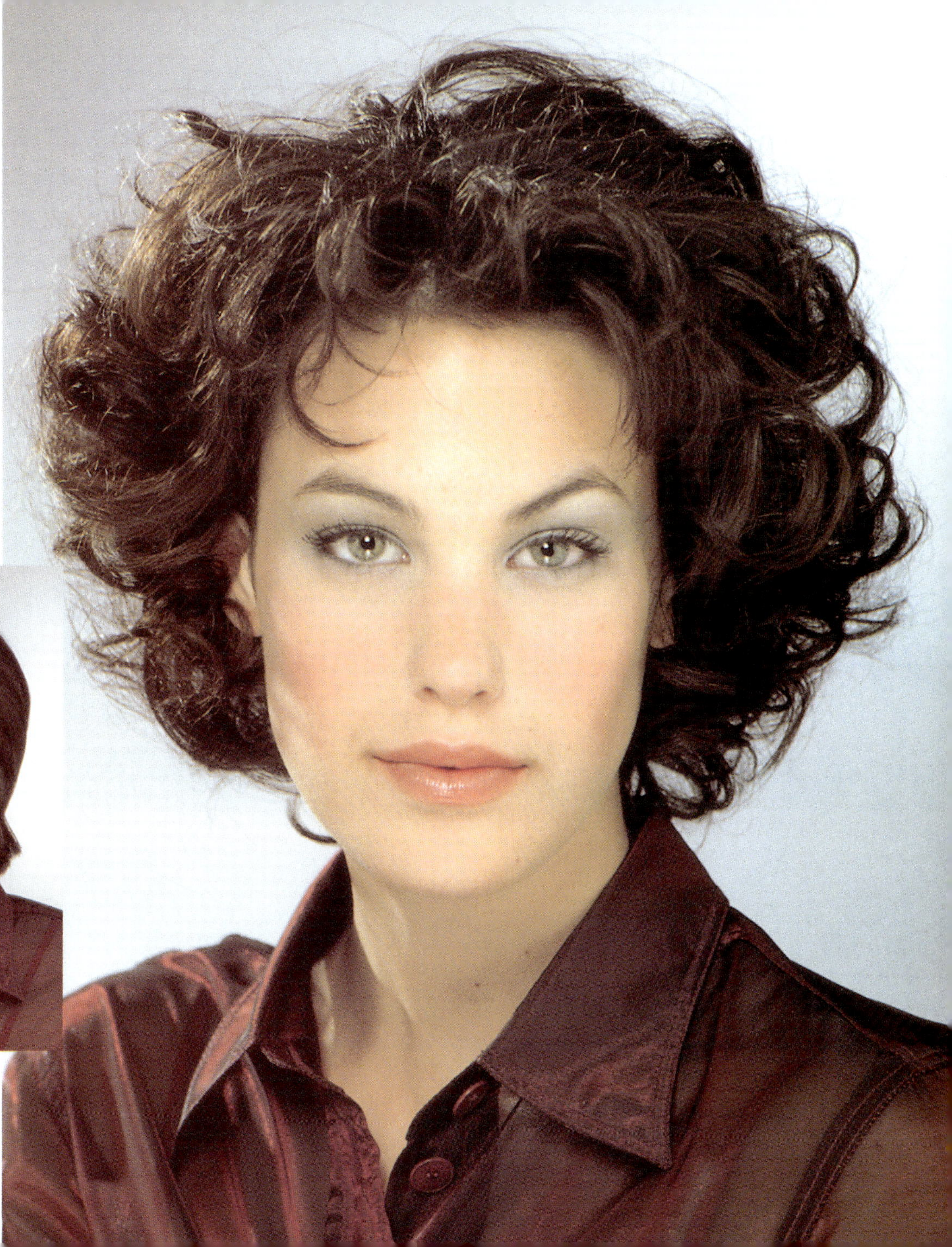

PONYFRANSEN verkürzen längliche Gesichter und lassen sich leicht und schnell umstylen.

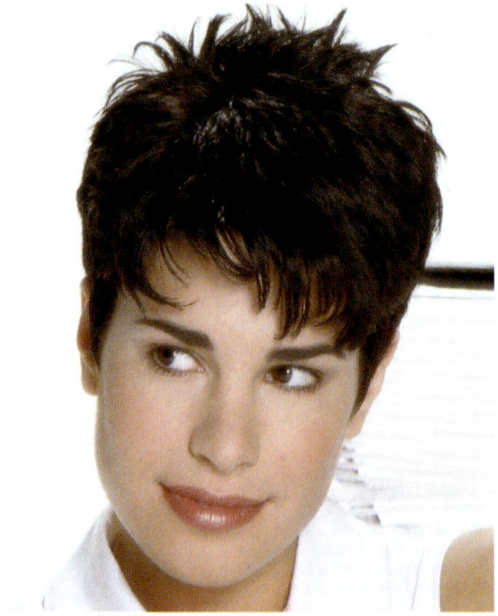

Frech und superkurz

▪ ***Welchem Typ steht die Frisur?*** Sie wirkt frisch und jung, passt gut zu dunklem Haar und braucht zum Pflegen und Stylen nicht viel Zeit. ▪ ***Der Schnitt:*** Das kurz gestufte Haar mit spitzen Koteletten ist am Oberkopf etwas länger als in den Nacken- und Seitenpartien. ▪ ***Das Styling:*** Festiger einkneten, Haare beim Föhnen mit einer kleinen Rundbürste strähnchenweise nach oben vom Kopf wegziehen – das gibt Spannung. Ponyfransen und einige Strähnchen am Oberkopf mit etwas Gel strähnig zwirbeln.

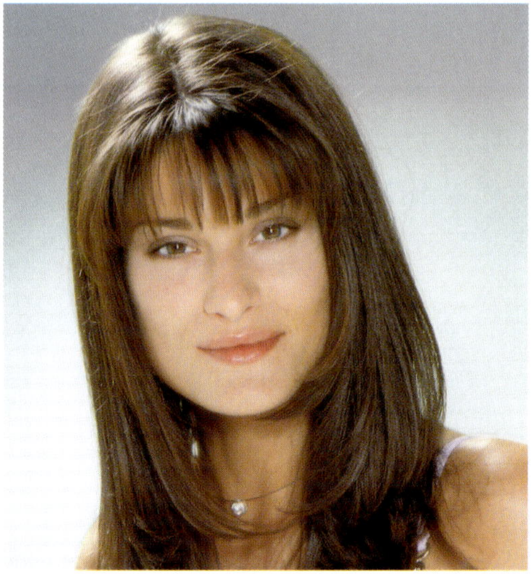

Glanz-Frisur

▪ ***Welchem Typ steht die Frisur?*** Die Konturen rahmen das Gesicht vorteilhaft ein und geben langem Haar Bewegung und Volumen. ▪ ***Der Schnitt:*** Das überschulterlange Haar ist vom Mittelscheitel aus rundum stumpf geschnitten und in den Seitenpartien ab Kinnhöhe fransig durchgestuft; der tief angesetzte Pony ist fransig effiliert. ▪ ***Das Styling:*** Schaumfestiger auf den Ansatz geben, Haare über Kopf fast trockenföhnen, mit Schwung zurückwerfen. Mittelscheitel ziehen, Frisur in Form kämmen, mit Spray fixieren.

Federschnitt

■ ***Welchem Typ steht die Frisur?*** Schön für Frauen, die sich einen Schnitt mit Variationsmöglichkeiten wünschen. Für die Nackenfransen braucht man einen langen Hals! ■ ***Der Schnitt:*** Eine Bobkontur – vorn mundwinkellang, hinten kürzer – kombiniert mit langen, fedrig geschnitten Nackenfransen. ■ ***Das Styling:*** Seitenscheitel ziehen, Oberkopfhaare über eine Rundbürste trockenföhnen, Nackenpartie flach trockenpusten. Eine breite Ponysträhne in die andere Richtung kämmen, Pony und Nackenpartie mit Gel fransig stylen.

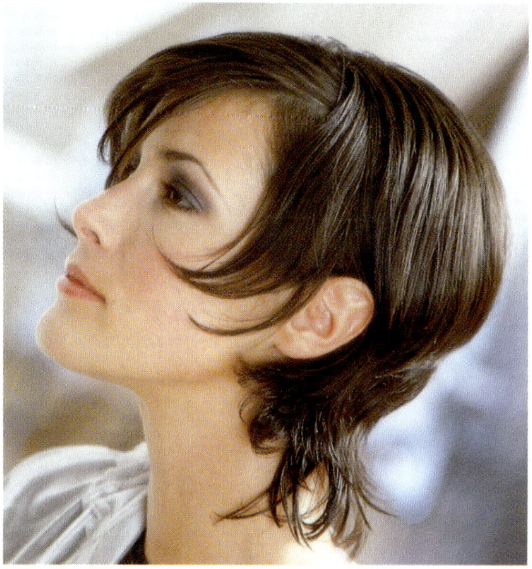

Girlie-Locken

■ ***Welchem Typ steht die Frisur?*** Romantischen Frauen, die gern auffallen – das Styling braucht allerdings viel Zeit. ■ ***Der Schnitt:*** Das kinnlange Haar mit nasenspitzenlangem Pony ist im Deckhaar soft gestuft – ein Schnitt für glattes oder naturgewelltes Haar. ■ ***Das Styling:*** Partienweise Festiger für starken Halt aufs trockene Haar sprühen, schmale Strähnen auf zwei dicke Pfeifenreiniger aufdrehen (s. S. 72), trockenföhnen, gut auskühlen. Haare mit den Fingern aufplustern, Scheitel mit Wachs glätten und festklemmen.

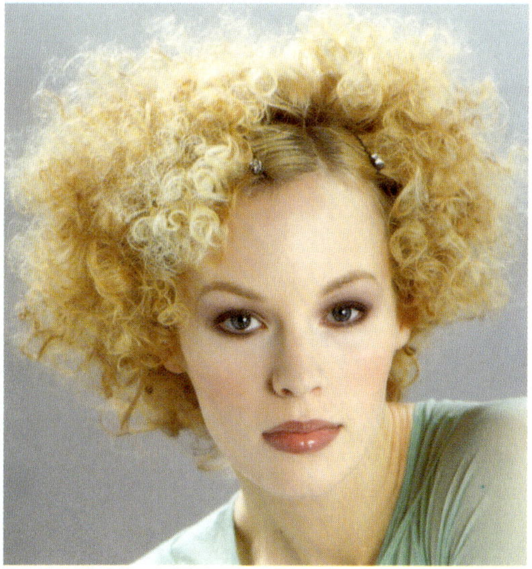

WASH & GO

Es ist wichtig, sich vor dem Haarschnitt zu überlegen, wie viel Zeit man für Pflege und Styling aufwenden kann.

Langes Haar macht immer viel Arbeit, weil es gut gepflegt werden muss und lange zum Trocknen braucht.

Am bequemsten: gestufte Frisuren, die auch ohne großes Styling sitzen.

GESUCHT – GEFUNDEN:

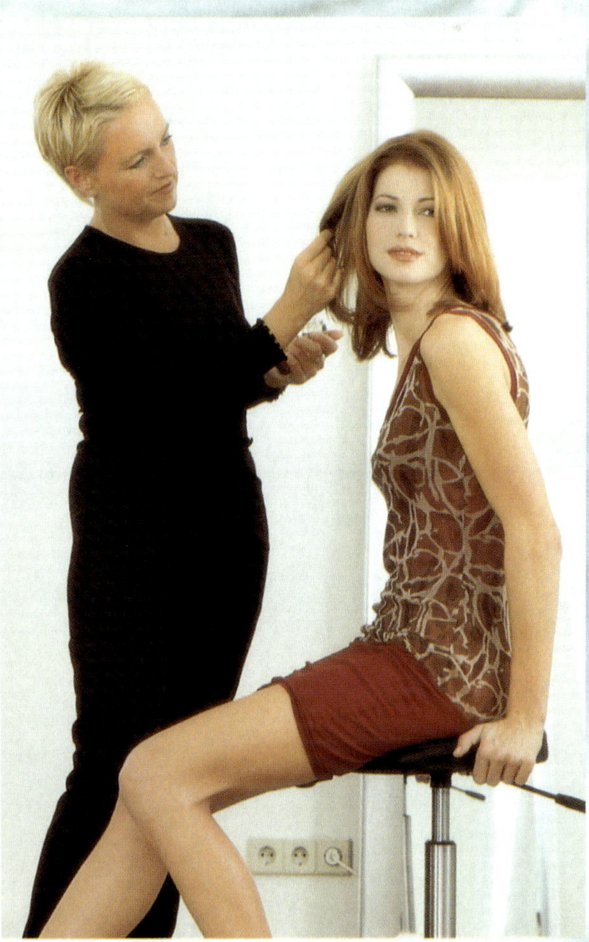

Adresse herausfinden
Wer umzieht oder mit seinem alten Friseur nicht (mehr) zufrieden ist:

- Gefällt die Frisur einer Bekannten, Kollegin, Freundin besonders gut: nach dem Friseur fragen.
- Ansonsten: in die gelben Seiten der Telefonbücher gucken. Moderne oder schrille Namen bedeuten dabei nichts – hinter einem schlichten Namen kann sich genausogut ein sehr guter Friseur verbergen.
- Adressen bekommt man auch über Telefonnummern oder Internet-Seiten von deutschen oder internationalen Firmen für Friseurbedarf (siehe S. 110 f.)
- Auf Tipps und Empfehlungen von Friseuren in Frauenzeitschriften achten – sie werden dafür speziell ausgesucht, sind besonders trendy, haben oft ihren Hauptsitz in London, Paris oder New York.

Qualität feststellen
Wenn einige Adressen infrage kommen:

- Falls möglich, zuerst den Salon von außen ansehen. Einrichtung und Styling des Personals verraten viel über den Stil, der hier gemacht wird – er muss zu dem passen, was man will. Ist er zu bieder? Zu schrill? Oder genau richtig?
- Anrufen und nach einer Beratung fragen. Ein guter Salon bietet das auch ohne Zwang zum Haareschneiden an – kostenlos oder gegen ein kleines Honorar. Danach am besten nach Hause gehen und eine Nacht drüber schlafen!
- Hohe Preise können, müssen aber kein Zeichen von Qualität sein. Immerhin: Friseure, die sich Zeit nehmen, die regelmäßig geschult werden, müssen auch diese Kosten im Preis unterbringen.
- Preiswerte Alternative sind Cut-&-Go-Salons, in denen man das Haar selbst föhnen muss.

DER RICHTIGE FRISEUR

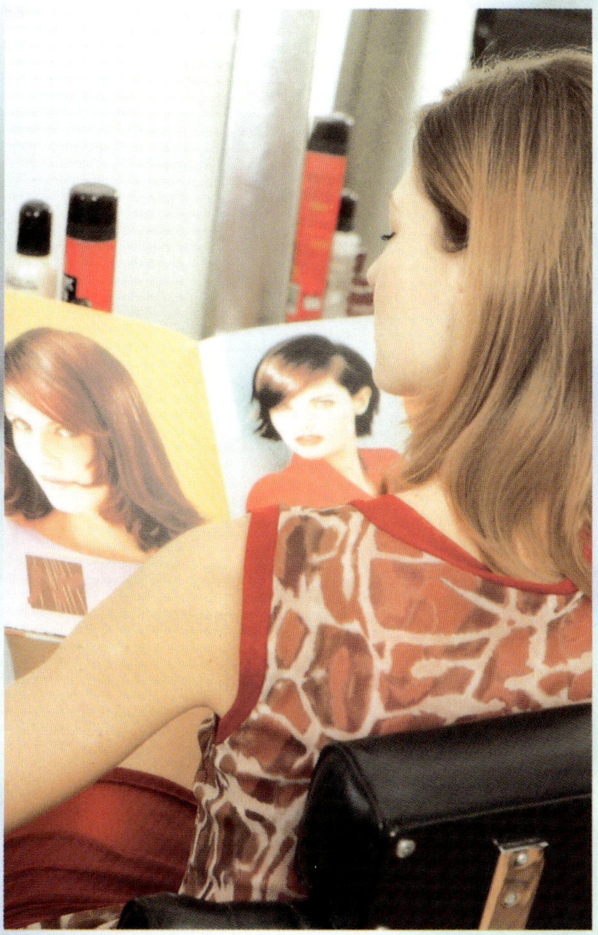

Eine neue Frisur, bitte!
Damit das Ergebnis hinterher auch gefällt:

- Die „Chemie" muss stimmen. Gut, wenn einem der Friseur oder die Friseurin sympathisch ist – am besten, wenn man vom Styling-Geschmack her (Mode, Make-up, Haare) auf einer Linie liegt.
- Am leichtesten: ein Bild von einer Frisur mitbringen, die gefällt. So weiß der Friseur sofort, was Ihnen wichtig ist!
- Nicht alles ist machbar – der Schnitt muss zum Haartyp passen. Schlechtes Zeichen: Wenn der Friseur nichts sagt, obwohl man selbst weiß, dass die Traumfrisur unrealistisch ist.
- Offen für Vorschläge sein.
- Die meisten Friseure bauen ihren Schnitt von hinten auf – beim ersten Mal genau zeigen lassen, wie lang das Haar vorn wird!
- Sofort stop sagen, wenn etwas nicht gefällt – bevor es zu spät ist.

Nachschneiden bitte!
Klingt einfach, ist es aber nicht – ein neuer Friseur weiß schließlich (noch) nicht, worauf es ankommt:

- Färben, Schneiden, Dauerwelle: nach Spezialisten fragen – viele Friseure haben ein Spezialgebiet!
- Genau sagen, was man will. Jede Frisur ist ein Unikat und kann immer wieder anders ausfallen, je nachdem, in welchem Winkel die Haare beim Schneiden gehalten werden, welche Farbmischung angerührt wird usw.
- Pflege und Styling für zu Hause erklären lassen.
- Reklamieren kann man nur, wenn technisch etwas schief gegangen ist. Ein guter Friseur wird aber bereit sein, die neue Frisur so gut wie möglich zu ändern, wenn sie nicht gefällt. Also: lieber aussprechen als todunglücklich nach Hause zu gehen!

GROSS ODER KLEIN –

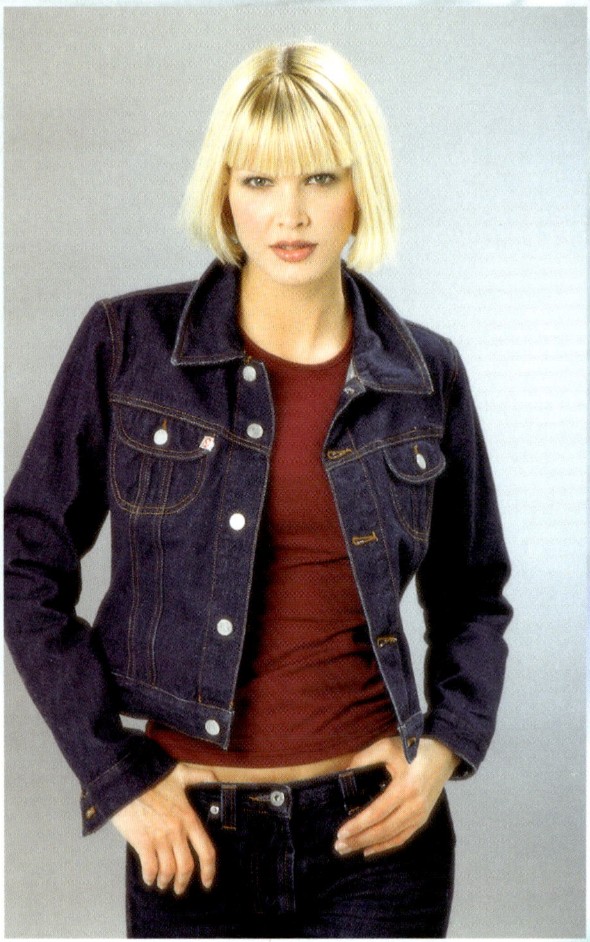

Die idealen Proportionen

Das „Schönheitsgesetz der Symmetrie" (s. S. 12) gilt nicht nur fürs Gesicht, sondern auch für die Figur.

■ Egal ob groß oder klein: Ein Körper wirkt auf den Betrachter dann am harmonischsten,wenn er sich in vier gleich große Abschnitte unterteilen lässt.

■ Der erste Abschnitt verläuft vom Kopf bis zu den Achseln, der zweite von den Achseln bis zum Beinansatz, der dritte vom Beinansatz zu den Knien, der vierte von den Knien bis zu den Füßen.

■ Ein Haarschnitt kann die Körperproportionen anders wirken lassen – so wird eine zierliche Figur durch langes, dickes Haar gestaucht, eine füllige Figur durch eine Frisur mit Volumen am Oberkopf gestreckt.

■ Gute Friseure lassen ihre Kundin deshalb erstmal aufstehen (ohne Kittel!), um sich ein Bild machen zu können, welche Haarlänge und welches Volumen der Frisur zum Körper passt.

Schummeln erlaubt

Entscheidend für die Harmonie von Frisur und Körper ist auch die Größe des Kopfes und die Länge des Halses im Verhältnis zu den Körperproportionen.

■ Wirkt der Kopf im Verhältnis zum Körper klein, passt alles, was ihn optisch größer macht wie Volumenfrisuren oder Lockenköpfe.

■ Eher groß geratene Köpfe sehen durch eng an den Kopf frisierte Schnitte wie Kurzhaarfrisuren, Bobs, Stufenschnitte oder Hochsteckfrisuren kleiner aus.

■ Ein zu kurz geratener Hals wirkt noch kürzer, wenn das Haar stumpf geschnitten ist und bis zur Schulter reicht – besser sind höchstens kinnlange Frisuren und Schnitte, die hinters Ohr gestylt werden und den Hals frei lassen wie z. B. Kurzhaar- oder Stufenschnitte mit fransig gestuften Seiten- und längeren Nackenpartien.

SO PASST DIE FRISUR ZUM TYP

Figur und Frisur
Wie das Gesicht, wird auch die Körperform von Linien bestimmt, die gerade, gerundet oder kurvig sind.

■ Man erkennt sie am besten, wenn man sich im Gymnastikanzug etwa zwei Meter von einer Wand entfernt aufstellt und von hinten mit einer Lichtquelle eine Silhouette erzeugt.

■ Gerade Figuren: breite Schultern, schmale Hüften, wenig Taille. Gerundete Figuren: breitere Schultern als Hüften, ausgeprägtere Taille. Kurvige Figuren: schmale Schultern, runde Hüften, schmale Taille.

■ Frisuren, die zu diesen Linien passen, machen jede Frau zum Typ. Zu geraden Linien: kurze bis mittellange, geometrische Schnitte. Zu gerundeten: füllige Frisuren, Stufenschnitte. Zu kurvigen: Lockenköpfe und weiche Wellen.

Mode und Frisur
Damit man sich mit einem Haarschnitt wirklich wohl fühlt, sollte er zu dem Stil der Mode passen, die man am häufigsten trägt.

■ Kurzhaarfrisuren wirken meist sportlich; Bobs oder weiche Wellen klassisch, Locken eher romantisch; Fransenschnitte können eine sportliche, freche oder auch sehr modische Ausstrahlung haben.

■ Dabei kommt es sowohl auf den Schnitt als auch auf Styling und Farbe an.

■ Einen insgesamt harmonischen Eindruck macht ein Schnitt, der dem persönlichen Stil entspricht.

■ Kontraste setzen gegensätzliche Akzente und sind deshalb genau richtig, wenn man nicht „overstyled" wirken möchten – wie ein Kurzhaarschnitt zum Rüschenkleid oder Locken zum strengen Hosenanzug.

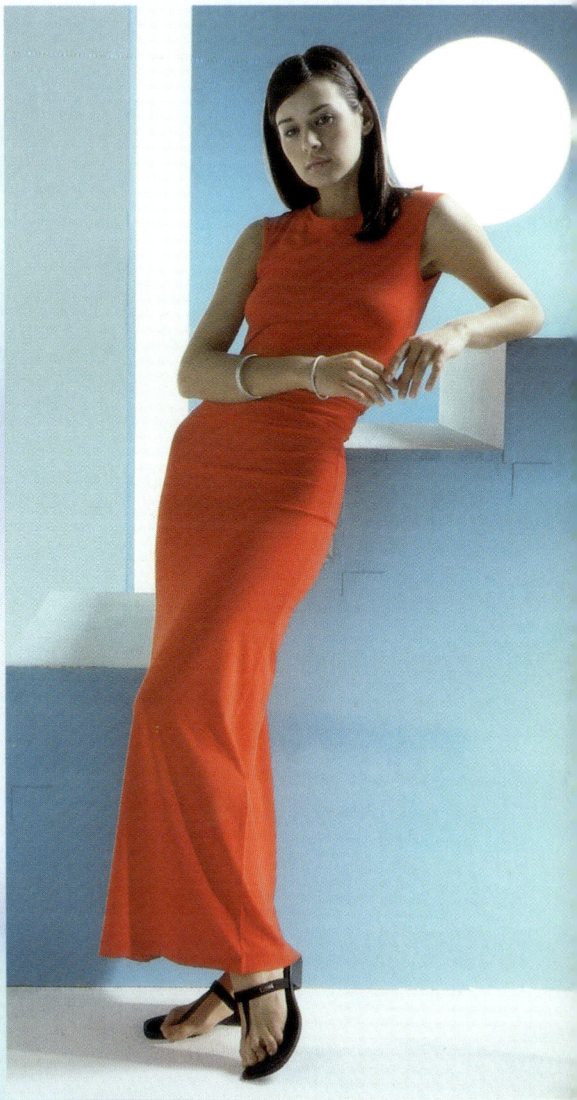

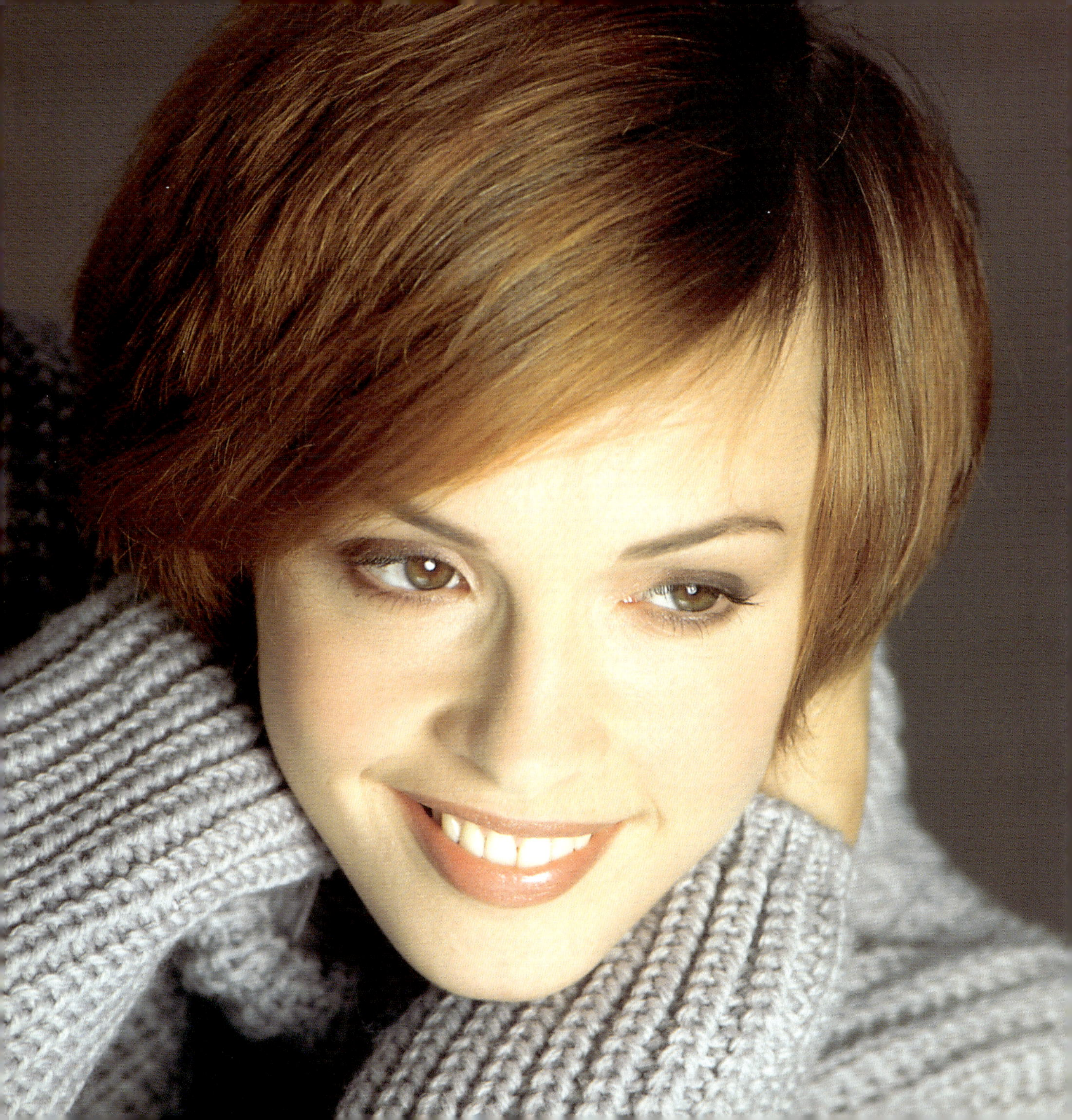

GLATTES HAAR

AUF DEN HAARTYP KOMMT ES AN
VIEL FÜLLE FÜR FEINES HAAR
DAS ZÄHMT STÖRRISCHE MÄHNEN
HAARE EINFACH SCHÖNER PFLEGEN

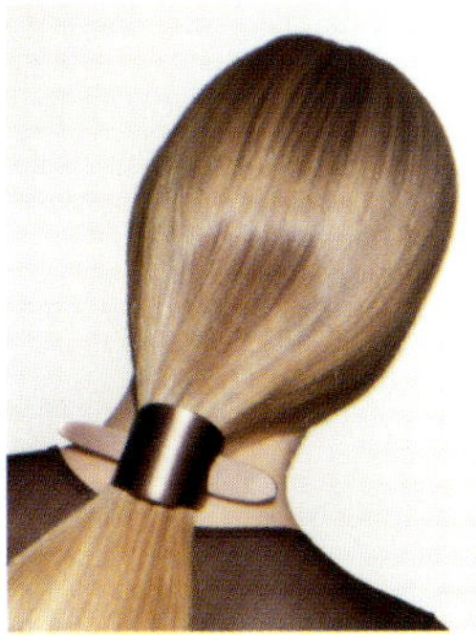

Haaranalyse leicht gemacht

Fein oder dick, glatt oder gewellt, fettig oder trocken – Haartyp und Zustand entscheiden darüber, welche Frisuren günstig sind und welche Pflege das Haar braucht

Alle Haare bestehen aus verhornten Eiweißbausteinen (Keratin) und sehen unterm Mikroskop fast gleich aus: Viele Zellstränge werden von einer Art „Kitt" zusammengehalten, zu einem „Seil" (Cortex) gebündelt und von bis zu sechs Lagen dachziegelartig angeordneten Schuppen (Cuticula) umhüllt. Die verschiedenen Haartypen entstehen durch erblich bedingte Faktoren wie Haardicke und Anordnung der Zellstränge im Haarinnern.

Veranlagung: der Haartyp

Wenn man weiß, worauf man achten muss, genügt es oft, genau hinzusehen und zu fühlen, um den Haartyp zu erkennen. Wer unsicher ist, kann den Durchmesser beim Friseur mit einem Haarstärkenmesser bestimmen lassen: ■ ***Normales Haar*** ist etwa 0,07 bis 0,08 mm dick. Es fühlt sich weder besonders fein noch kräftig an und hat viel Spannkraft. ■ ***Feines Haar*** ist nur 0,03 – 0,06 mm dünn. Es ist weich, manchmal sogar schlaff und fällt schnell in sich zusammen. Ab einem Durchmesser von etwa 0,1 mm spricht man von ■ ***dickem Haar***, das oft trocken und störrisch ist. ■ ***Naturkrauses Haar*** ist mehr oder weniger stark gewellt oder gekraust und lässt sich in seiner Wuchsrichtung nur schwer verändern. ■ ***Wenig Haar*** wird oft mit feinem Haar verwechselt, kann aber auch normal oder dick sein. Sicheres Zeichen: leicht durchschimmernde Kopfhaut!

Variabel: der Haarzustand

Der Haarzustand hat mit der Kopfhaut, dem Hormonspiegel, der Behandlung und Pflege der Haare zu tun, hängt aber auch vom Haartyp ab. ■ ***Gesundes Haar*** hat eine intakte Schuppenschicht, lässt sich nach dem Waschen leicht kämmen und glänzt schön. Nimmt man ein Haar zwischen zwei Finger und reißt daran, gibt es zuerst elastisch nach. ■ ***Trockenes Haar*** wirkt glanzlos, stumpf und fühlt sich rau an. Entweder ist die Kopfhaut trocken oder das Haar kann den produzierten Talg nur schwer aufnehmen und verteilen wie z. B. dickes, naturkrauses oder poröses Haar. ■ ***Fettiges Haar*** ist ein Kopfhautproblem: Es wird zu viel flüssiger Talg (oft auch Schweiß) produziert, der das Haar strähnig macht und dafür sorgt, dass die Frisur schnell zusammenfällt. Aufgrund des geringen Durchmessers kann sich Talg in feinem Haar besonders schnell ausbreiten – deshalb ist es öfter fettig als normales, dickes oder naturkrauses Haar.

■ ***Strapaziertes, poröses*** Haar fühlt sich strohig und irgendwie schwammig an – Ursachen sind chemische Behandlungen wie Dauerwellen, Blondierungen und Färben, oft aber auch zu viel Sonne, falsche Pflege und unsachgemäßes Styling. Bei feinem, empfindlichem und ■ ***langem Haar*** sind Längen und Spitzen häufig strapaziert und trocken, der Ansatz ist dagegen fettig.

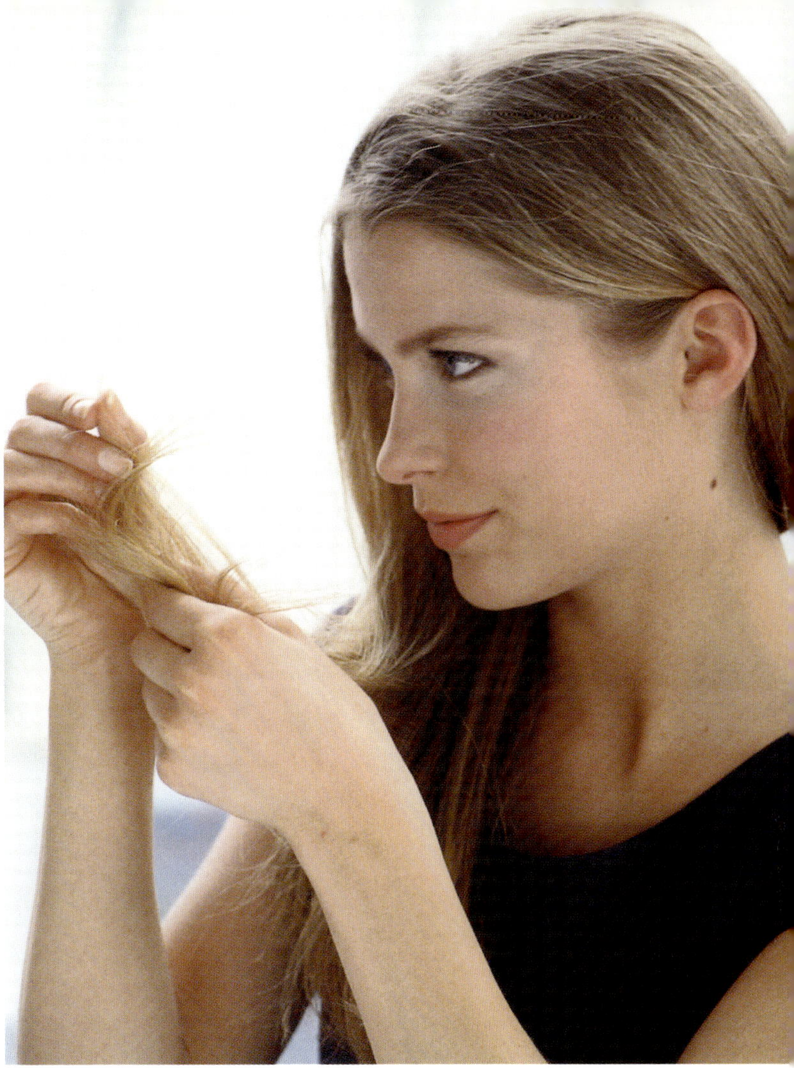

HAAR-VERFASSUNG
Den Haarzustand kann man bei speziellen Friseuren analysieren lassen (siehe S. 110).

Über kurz oder lang – normales Haar

Die Bezeichnung „normales Haar" wird doppelt verwendet: Erstens für Haare, die weder fein noch dick sind. Zweitens für Haare, die weder fettig noch trocken, also gesund sind

Viele Frauen mit normalem Haar halten es für zu fein. Der Grund ist psychologisch: Wer seine Frisur an mit großem Zeitaufwand frisierten und oft mit Haarteilen „aufgefüllten" Frisuren in Zeitschriften misst, dem muss sogar ganz normales Haar spärlich vorkommen. Im Zweifelsfall hilft eine Analyse beim Friseur – steht danach fest, dass man normales Haar hat, kann man sich freuen. Denn diese Haarqualität ist für ■ ***viele Frisuren*** geeignet, kann problemlos ■ ***lang*** getragen werden und sieht auch mit ■ ***großzügigen Stufenschnitten*** nicht fisselig aus. Bei der Wahl der Traumfrisur kann man sich also auf Vorlieben, Gesichtsform und Proportionen konzentrieren. Nur wer wenig Haare hat, sollte sich an den Vorschlägen für feines Haar orientieren.

Hält gesund: die richtige Pflege

In Pflegeserien wird normales Haar meist mit gesundem Haar gleichgesetzt – dabei kann es auch geschädigt, fettig oder trocken sein. Ist es allerdings glänzend, elastisch und lässt sich auch im nassen Zustand problemlos kämmen, dann muss man bei der Pflege nur darauf achten, dass das so bleibt. Dabei ist weniger mehr: ■ ***Sanfte Shampoos*** für normales Haar oder die tägliche Haarwäsche mit milden waschaktiven Stoffen (z. B. Cocopropylbetaine) verwenden. Um das Haar nicht mit Pflegestoffen zu überfrachten, genügt ■ ***ein- bis zweimal pro Woche*** eine Spülung und ■ ***einmal im Monat*** eine Kur. Haare nach dem Waschen gründlich spülen, mit den Fingern ausdrücken und in ein Handtuch schlagen, nicht rubbeln. Außerdem alles vermeiden, was das Haar schädigt wie Kämme und Bürsten mit scharfen Kanten, heiße Föhnluft oder zu viel Sonne.

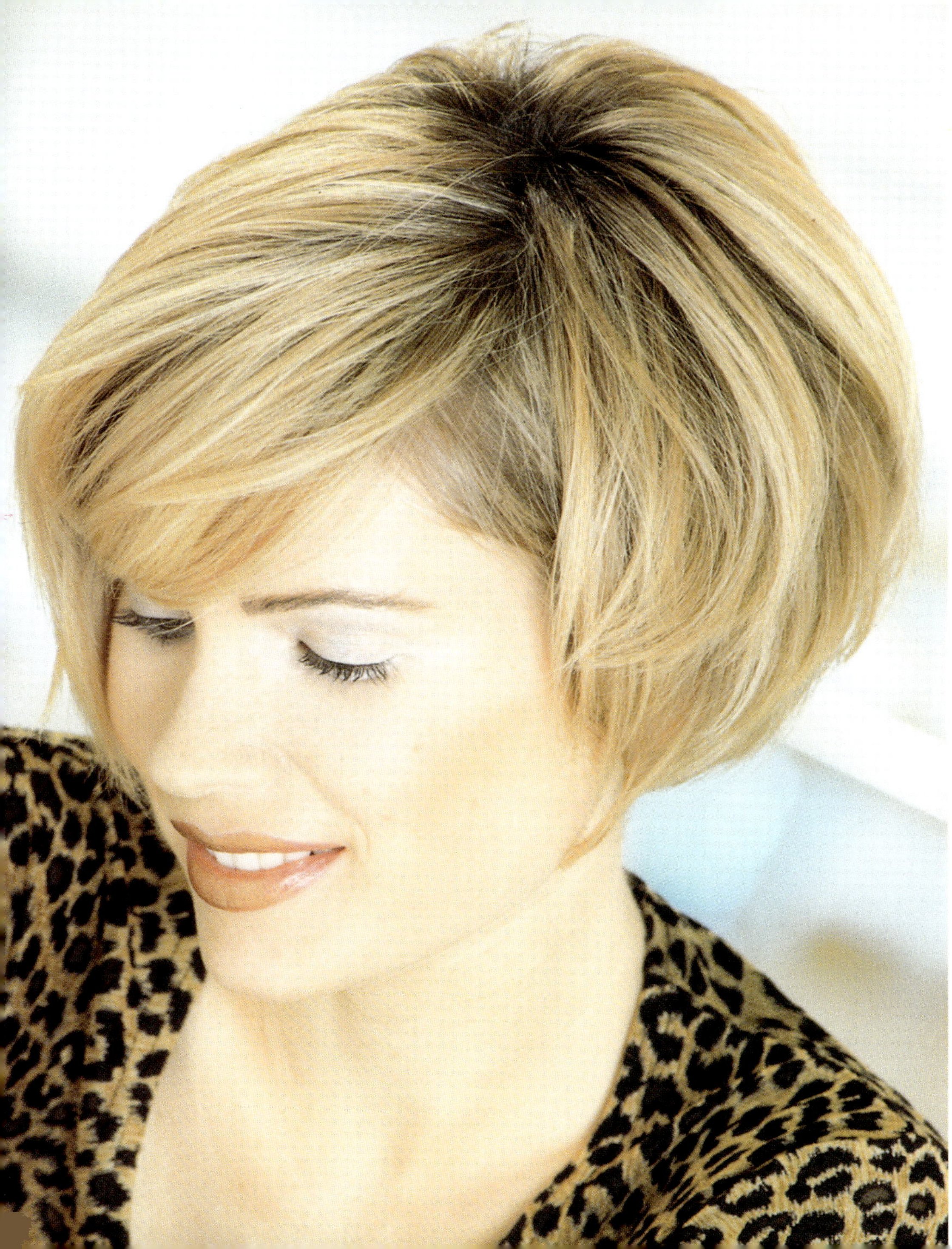

VIELSEITIG
Normales Haar lässt sich problemlos dauerwellen oder färben – danach braucht es allerdings besondere Pflege.

Bei der Frisur links geben blonde Strähnen und ein Volumenschnitt dem Haar mehr Fülle: Der Bob ist im Deckhaar durchgestuft, der Pony vom Seitenscheitel aus schräg geschnitten.

LANG, MITTEL ODER KURZ: Mit normalem Haar ist alles möglich. Raffinierte Stufen und Effilier-Effekte geben dem Haar mehr Schwung und Bewegung.

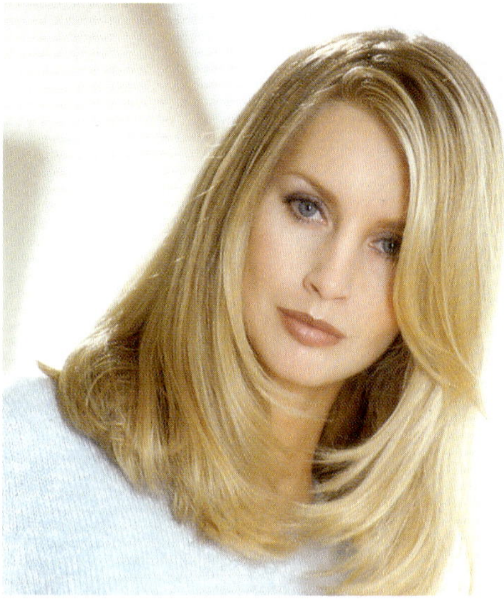

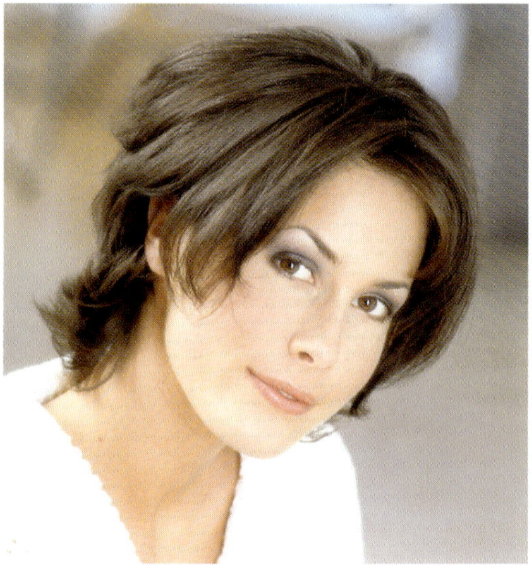

Traum-Mähne

■ ***Welchem Typ steht die Frisur?*** Zeitlos schön für Frauen, die sich gern klassisch-weiblich stylen. Die Frisur wirkt aber nur in glattem, vollem Haar und braucht zum Pflegen und Stylen viel Zeit. ■ ***Der Schnitt:*** Das überschulterlange Haar ist stumpf geschnitten und in den Seitenpartien schräg gestuft. Dadurch wirkt die Frisur bewegter und voller. ■ ***Das Styling:*** Schaumfestiger ins feuchte Haar kneten. Haare partienweise über eine Rundbürste nach innen in Form föhnen (s. S. 86), Frisur mit Spray fixieren.

Halbe-Halbe

■ ***Welchem Typ steht die Frisur?*** Ein lässig-sportliches Styling, das den Hals länger wirken lässt. ■ ***Der Schnitt:*** Für die Zwei-Stufen-Optik sind Pony- und Seitenpartie vorn nasenspitzenlang, nach hinten in schräger Bob-Kontur geschnitten. Die schulterlange, gestufte Nackenpartie bringt eine leichte Naturwelle gut zur Geltung. ■ ***Das Styling:*** Zickzackscheitel ziehen (s. S. 27). Oberkopfpartie über eine Rundbürste in Form föhnen. Nackenpartie trockenpusten und mit etwas Wachs auf den Handflächen in Form kneten.

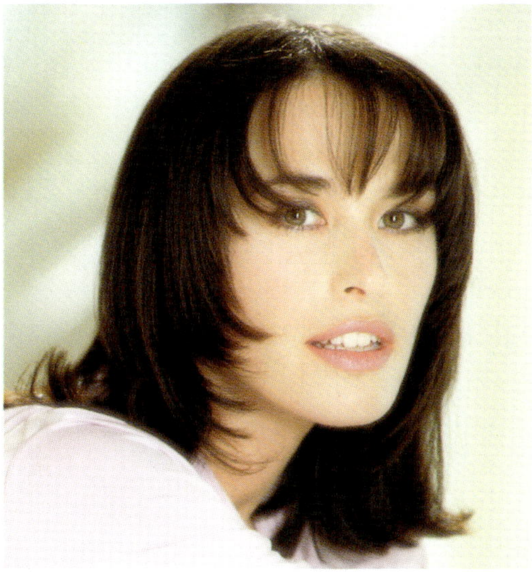

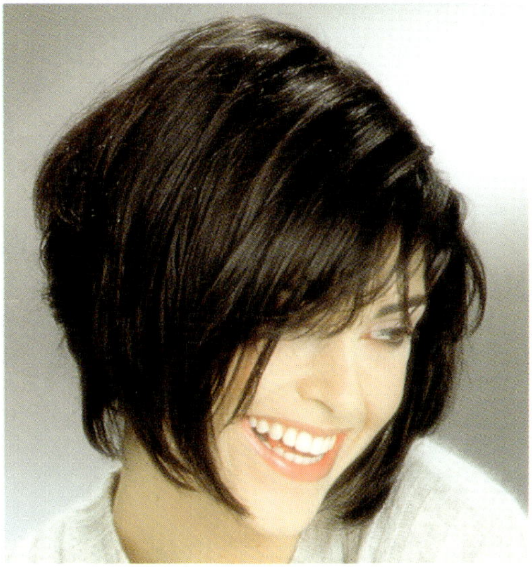

Fransen-Shake

■ ***Welchem Typ steht die Frisur?*** Die frechen Fransen schmeicheln kantigen Gesichtern und lassen sich leicht umstylen – z. B. mit einer Außenwelle oder Locken (s. S. 70–75). ■ ***Der Schnitt:*** Das überschulterlange Haar ist vom Mittelscheitel aus stumpf geschnitten; Pony und Seitenpartien sind fransig gestuft und stark effiliert. ■ ***Das Styling:*** Schaumfestiger einkneten. Haare vortrocknen, dabei den Föhnstrahl gegen den Ansatz lenken. Scheitel ziehen, Pony- und Seitenpartien über eine Rundbürste nach innen stylen.

Feder-Kontur

■ ***Welchem Typ steht die Frisur?*** Sie wirkt sportlich bis elegant, passt zu jeder Gesichtsform, bringt viel Volumen und macht einen schönen Hinterkopf. ■ ***Der Schnitt:*** Ein fast gerade geschnittener Bob mit gestuftem Deckhaar und effiliertem Pony. ■ ***Das Styling:*** Festiger von unten auf den Ansatz geben. Oberkopfpartie über eine Rundbürste volumig föhnen, die unteren Partien nur mit dem Föhn trockenpusten, sodass sie schmal anliegen. Pony und Seitenpartien mit Gel strähnig zwirbeln, Frisur mit Spray fixieren.

EFFILIEREN
Beim Effilieren oder Ausdünnen wird mit einer speziellen Technik oder einer Effilierschere nur etwa jedes fünfte Haar gekürzt.

Dadurch bleibt die Länge erhalten, das Haar wird leichter und fällt in eine schönere, plustigere Form – ideal für Ponys oder fransige Konturen.

PONYFRANSEN lenken den Blick auf schöne Augen, lassen die Gesichtskonturen weicher wirken und können auch mal mit einem Haarreif oder Klammern aus dem Gesicht frisiert werden.

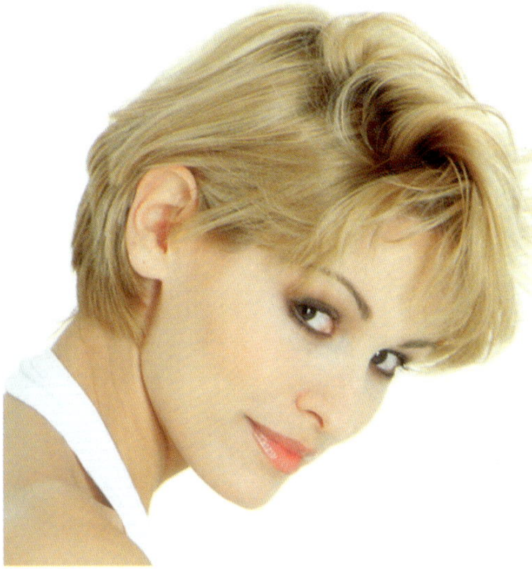

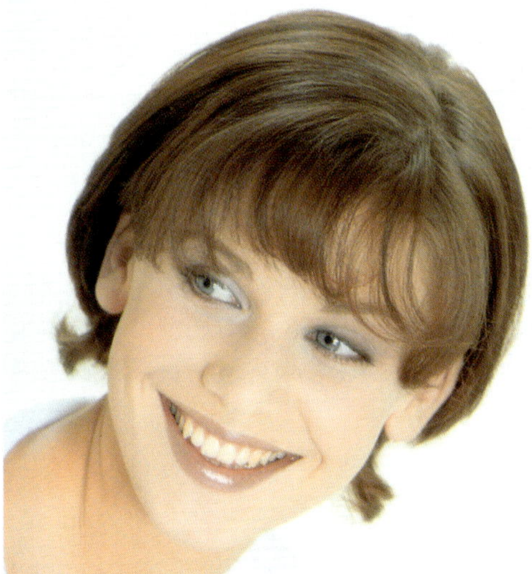

Wuschel-Scheitel

■ ***Welchem Typ steht die Frisur?*** Sie wirkt sportlich und feminin; praktisch für (fettiges) Haar, das oft gewaschen werden muss. ■ ***Der Schnitt:*** Die kinnlange Nackenpartie ist angestuft, das leicht gestufte Oberkopfhaar reicht seitlich bis zur Ohrenmitte, der Pony ist fransig ausgedünnt. ■ ***Das Styling:*** Volumenspray auf die Ansätze geben, Oberkopfhaare über eine Rundbürste füllig föhnen. Nackenpartie mit Föhn und Fingern flach stylen. Mit den Fingern einen lässigen Scheitel ziehen, Seitenpartien hinters Ohr klemmen.

Stirnfransen

■ ***Welchem Typ steht die Frisur?*** Der mädchenhafte Pony kaschiert einen nicht ganz perfekten Haaransatz. ■ ***Der Schnitt:*** Das Haar ist rundherum auf eine Länge zwischen Kinn und Mundwinkeln geschnitten, das Deckhaar leicht gestuft, der runde Pony fransig ausgedünnt. ■ ***Das Styling:*** Einen hohen Seitenscheitel ziehen. Zuerst die Nackenpartie über eine kleine Rundbürste nach außen stylen, dann das Deckhaar am Oberkopf über eine große Rundbürste nach innen föhnen. Seitenpartie mit Gel hinter die Ohren stylen.

PROFI-TIPPS FÜR GLATTES HAAR

- *Realistisch bleiben:* Frisuren mit großzügigen Stufen, bewegten Konturen, Innen- und Außenrollen halten in aalglattem Haar sowieso nicht (lange).
- *Ideale Frisuren* sind Haarschnitte, die den schnurgeraden Fall der Haare gut zur Geltung bringen – wie stumpf geschnittene Bobs, Pagenköpfe oder akkurate Kurzhaarschnitte.
- *Glattbügeln* unterstreicht den Look und gibt Glanz: Trockenes Haar partienweise mit Föhnlotion ansprühen, über ein Glätteisen glatt ziehen.
- *Bei Pflege & Styling* auf Produkte mit viel Fett und reichhaltigen Pflegestoffen verzichten, damit das Haar nicht beschwert wird und noch strähniger wirkt – oder diesen Effekt mit etwas Wachs extra verstärken.

AALGLATT
Haare, die ganz gerade wachsen, widersetzen sich hartnäckig allen Stylingversuchen und wirken schnell strähnig.

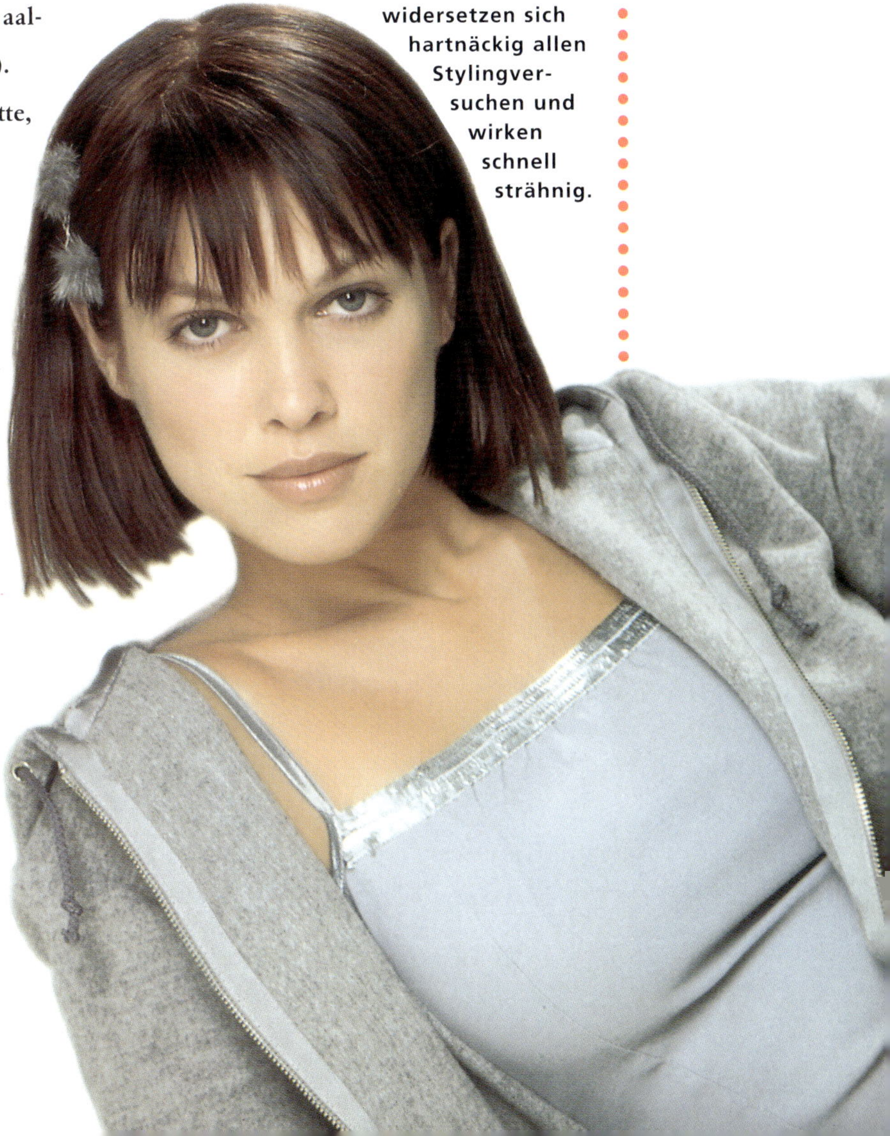

Mehr Fülle für feines Haar

Viele Frauen klagen über feines Haar: Es ist superempfindlich, hat wenig Fülle und Spannkraft. Volumenschnitte, die richtige Pflege und das passende Styling machen mehr draus!

Das Wichtigste für glattes, feines Haar ist ein wirklich guter Schnitt. Gut sind ■ ***stumpf geschnittene*** Konturen an höchstens schulterlangen Bobs oder Pagenköpfen – längeres Haar fällt schnell zusammen und sieht dann noch dünner aus. Großzügige Stufenschnitte sind tabu, aber ■ ***durchgestufte Kurzhaarschnitte*** und ■ ***softe Stufen*** machen das Haar leichter, sodass es sich besser füllig stylen lässt. Generell sollte das Volumen mit der Länge harmonieren; überschulterlange Frisuren kommen nur bei ■ ***vielen feinen Haaren*** gut. Besonders wichtig: regelmäßiges Nachschneiden (alle 6–8 Wochen). Für ■ ***mehr Volumen*** kann man das Haar etwas aufrauen, zum Beispiel mit Farbsträhnchen oder sanften Volumenwellen, die nicht so stark strapazieren. Denn dann gelangt man in einen Teufelskreis: Geschädigtes Haar braucht Extrapflege, und die kann feines Haar so stark beschweren, dass es schlaff und kraftlos wird.

Styling und Pflege nach Maß

Die Zauberformel für Pflege und Styling lautet: keine reichhaltigen Produkte! Perfekt sind Shampoos und Spülungen mit ■ ***Panthenol*** (Provitamin B_5), Keratin (Flüssighaar) oder Aminosäuren, die Feuchtigkeit spenden und geschädigte Stellen kitten, ohne zu beschweren. Produkte für feines Haar enthalten meist genau das richtige Maß an Wirkstoffen. Fürs Styling ist alles tabu, das zu viel Fett enthält, denn das macht die Haare strähnig. Am besten nur ■ ***Schaumfestiger*** und Volumensprays verwenden. Sie umhüllen die Haare mit einem feinen Film, halten sie so auf Abstand zueinander und lassen die Frisur fülliger wirken.

FÜLLE-TRICK
Leicht gestufte, schräge Seitenpartien geben feinem Haar mehr Fülle. Zum Stylen Schaumfestiger nur in die Ansätze kneten. Haare über Kopf gegen die Wuchsrichtung vorföhnen und mit Schwung zurückwerfen. Zum Schluss die Spitzen über eine Rundbürste füllig stylen.

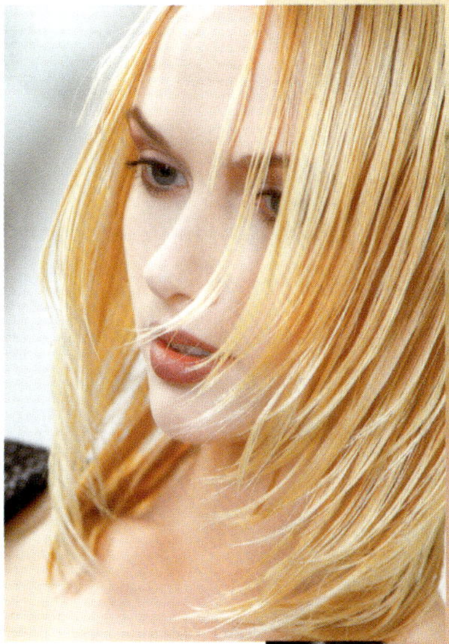

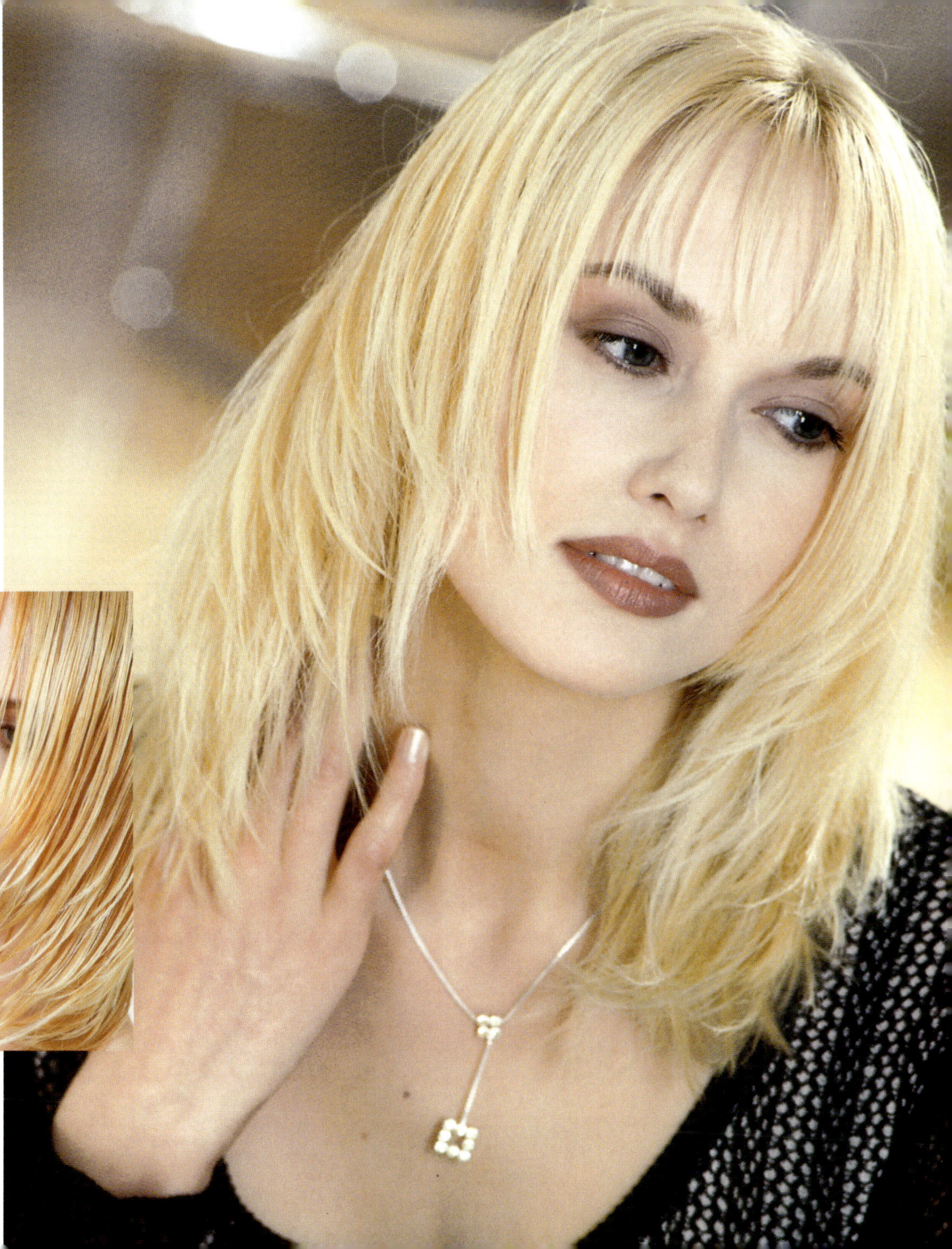

SCHÖNE KLASSIKER für feines Haar: ein kinnlanger Pagenkopf oder ein gestufter Bob. Der Schnitt ist die Frisur!

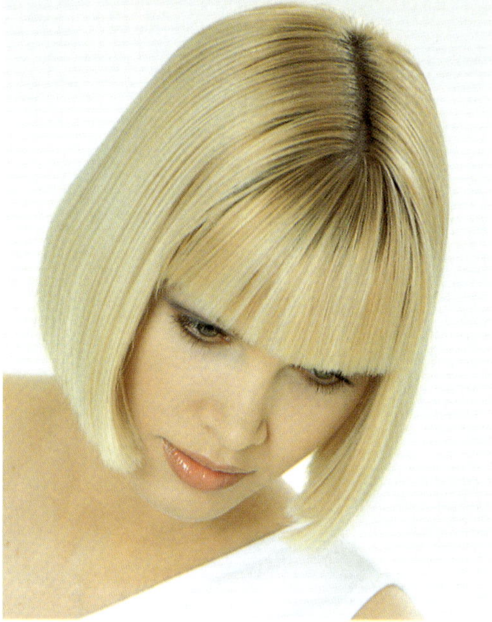

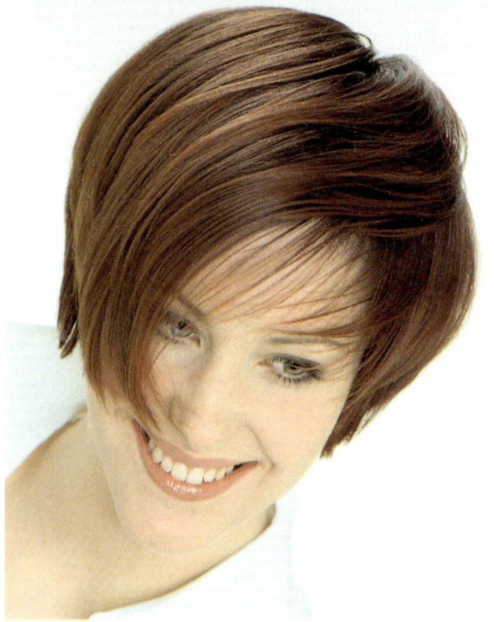

Schön edel

▪ ***Welchem Typ steht die Frisur?*** Sie gibt feinem Haar Fülle und betont seinen Glanz – es sollte allerdings wirklich glatt sein. Schön für Frauen mit hoher Stirn oder länglichem Gesicht, die es klassisch mögen! ▪ ***Der Schnitt:*** Die Konturen sind stumpf geschnitten; die Nackenpartie etwas kürzer, damit das Haar bei gerader Kopfhaltung gleichlang aussieht. ▪ ***Das Styling:*** Schaumfestiger ins Haar geben. Pony beim Föhnen mit einer Skelettbürste vom Kopf wegziehen; das übrige Haar über eine Rundbürste nach innen föhnen.

Fransen-Cut

▪ ***Welchem Typ steht die Frisur?*** Die modische Variante des klassischen Bobs gibt Volumen und passt zu jeder Gesichtsform. ▪ ***Der Schnitt:*** Das Haar ist vom Hinterkopfwirbel aus geschnitten, sodass man den Scheitel beliebig ziehen kann. Vorn reicht es bis zur Nasenspitze, die seitliche Kontur verläuft schräg nach oben; am Hinterkopf ist es stark, vorn und seitlich fedrig gestuft. ▪ ***Das Styling:*** tiefen Seitenscheitel ziehen. Haare mit Festiger ansprühen, über eine Rundbürste partienweise trockenföhnen, in Form kämmen.

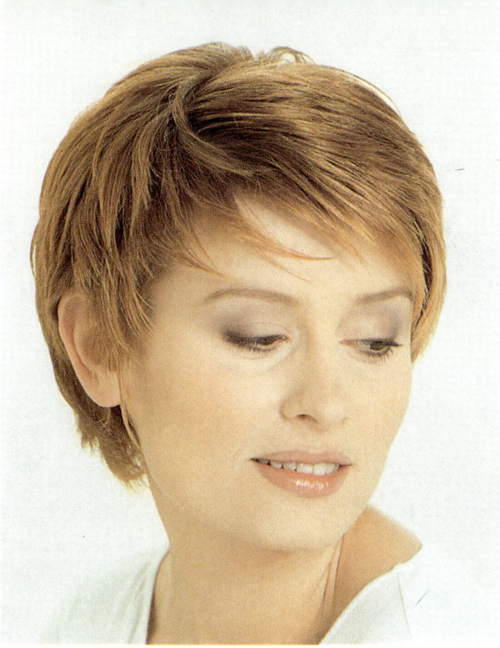

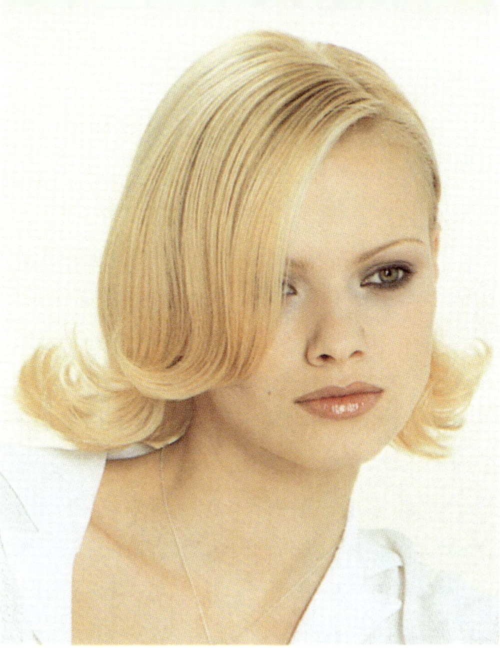

Garçon-Stil

■ ***Welchem Typ steht die Frisur?*** Ideal für Frauen mit sportlicher oder mädchenhafter Ausstrahlung; der Schnitt ist ideal für alle, die nur wenig Haare haben. ■ ***Der Schnitt:*** Das Haar ist vom Hinterkopfwirbel aus rundum in nicht zu kurze Stufen geschnitten, sodass Ponyfransen entstehen. Die Koteletten sind feiner gestuft. ■ ***Das Styling:*** reichlich Schaumfestiger ins feuchte Haar kneten. Lufttrocknen lassen – oder über die Finger oder eine Skelettbürste trockenföhnen. Ponyfransen mit etwas Gel fransig stylen.

Außenflip

■ ***Welchem Typ steht die Frisur?*** Der Grundschnitt ist klassisch und sehr variabel; die schwungvollen Spitzen geben feinem Haar mehr Fülle. ■ ***Der Schnitt:*** Das fast schulterlange Haar ist rundum stumpf geschnitten, Seiten- und Ponypartie sind leicht gestuft. ■ ***Das Styling:*** Haare über Kopf fast trockenföhnen, Volumenspray auf den Ansatz sprühen, Haare zurückwerfen. Hohen Seitenscheitel ziehen, Spitzen mit einem Warmluftstyler (s. S. 70/71) nach außen drehen, mit wenig (!) Haarspray (extra-starker Halt) fixieren.

FITNESS-FOOD FÜRS HAAR
Feines Haar ist genetisch bedingt. Mit der richtigen Ernährung lässt sich daraus das Beste machen: Dafür braucht man pro Tag 75 Milligramm Vitamin C, 100 Mikrogramm Biotin, je 15 Milligramm Zink und Eisen und 300 Mikrogramm Folsäure.

Schön falsch ist echt angesagt

Wer feines Haar hat und von einer langen Mähne träumt, kann sich diesen Wunsch mit „Extensions“ erfüllen. Die Haarverlängerung und -verdichtung gibt es bei speziell ausgebildeten Friseuren (s. S. 110) – leider nicht ganz billig. Preiswerter wirds, wenn man die Frisur nur mit einigen Strähnen „auffüllen“ lässt oder Kunsthaar verwendet.

Damit die Schummelei natürlich wirkt, sollten die Extensions der eigenen Haarstruktur und Farbe möglichst ähnlich sein. Sie bestehen aus speziell behandeltem Natur- oder Kunsthaar und werden in unterschiedlichen Nuancen strähnchenweise etwa 1,5 cm vom Haaransatz entfernt befestigt – etwa mit der „Hairdreams-Technik“. Das Deckhaar kann nicht verlängert werden und muss mit den unteren Schichten optisch „verschmelzen“. Deshalb stufen viele Friseure die Haare vorher etwas an. Klar, dass so eine Pracht viel Pflege braucht: Dafür Shampoo, Spülung, Spray & Co wie gewohnt verwenden und zum schonenden Entwirren Spezialbürsten benutzen. Nach zwei bis drei Monaten müssen die Strähnen entfernt werden – man kann sie aber aufbereiten und bis zu zwei Jahre lang immer wieder neu fixieren.

EIN HAUCH SPRAY bändigt Fliege-Haare: auf eine Bürste sprühen und damit übers Haar streichen – oder spezielle Anti-Static-Sprays mit Feuchtigkeitsspendern verwenden.

Auch gut: antistatische Bürsten, die elektrostatischer Aufladung beim Föhnen vorbeugen.

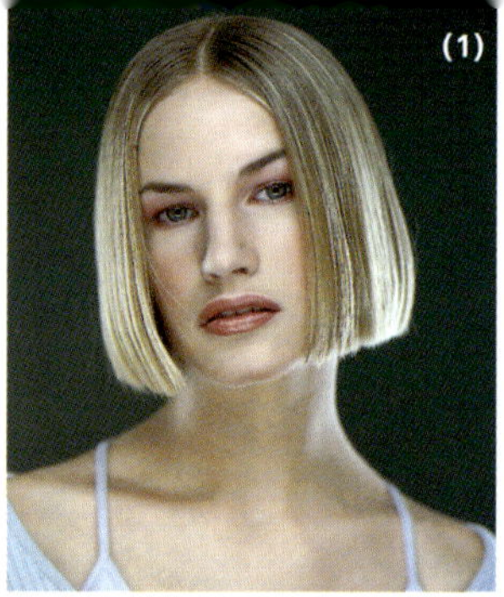

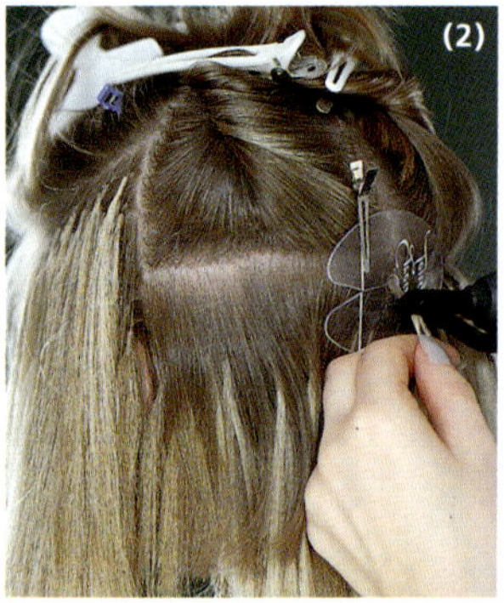

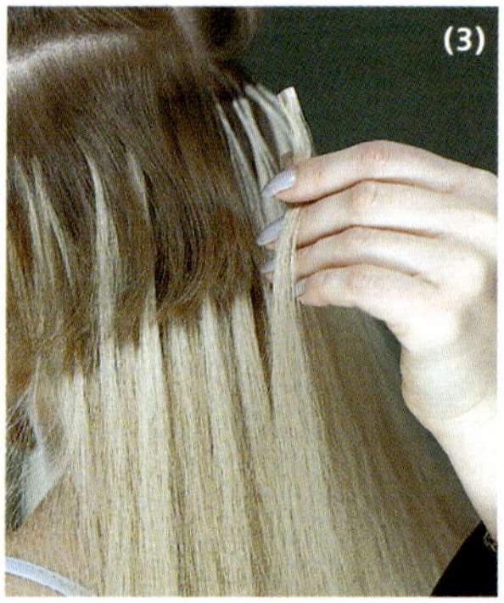

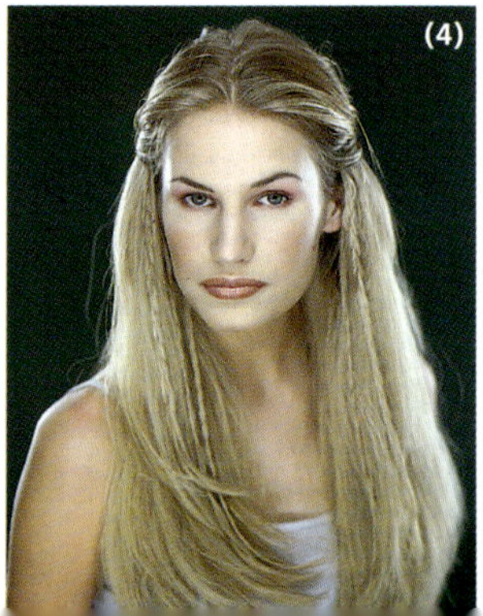

(1) Vorher: ein Pagenkopf mit feinem Haar.

(2) Für die Haarverlängerung wird das Naturhaar in Fremdhaarsträhnchen eingebettet. Naturhaare sind mit einer Schicht aus Keratin ummantelt, sodass man sie mit einer warmen Zange am Fremdhaar „verkleben“ kann – Kunsthaar schmilzt von allein.

(3) Quer über den Kopf werden den Scheitel gezogen und die falschen Strähnen lagenweise befestigt.

(4) Das Ergebnis nach drei bis vier Stunden: eine Prachtmähne!

STYLING-TIPPS FÜR MEHR VOLUMEN

- *Spray und Clips* bringen Stand in Wuschelfrisuren: Haare strähnchenweise hochclippen, mit Volumenspray ansprühen, warm trockenföhnen. Auskühlen lassen, nur in Form zupfen oder vorsichtig durchkämmen.
- *Heiße Wickler* bringen schnell Fülle und Bewegung ins Haar und sind ideal zum Auffrischen der Frisur: trockenes Haar mit Volumenfestiger ansprühen, aufrollen (s. S. 73). Im Haar auskühlen lassen, herausnehmen, Haare ausbürsten und in Form zupfen. Für noch mehr Fülle die Ansätze leicht antoupieren (s. S. 19).
- *Kugelbürsten* lassen die Föhnluft beim Stylen besonders gut durchs Haar streichen, sodass auch wirklich jedes Haar geformt wird (s. S. 110 f.).

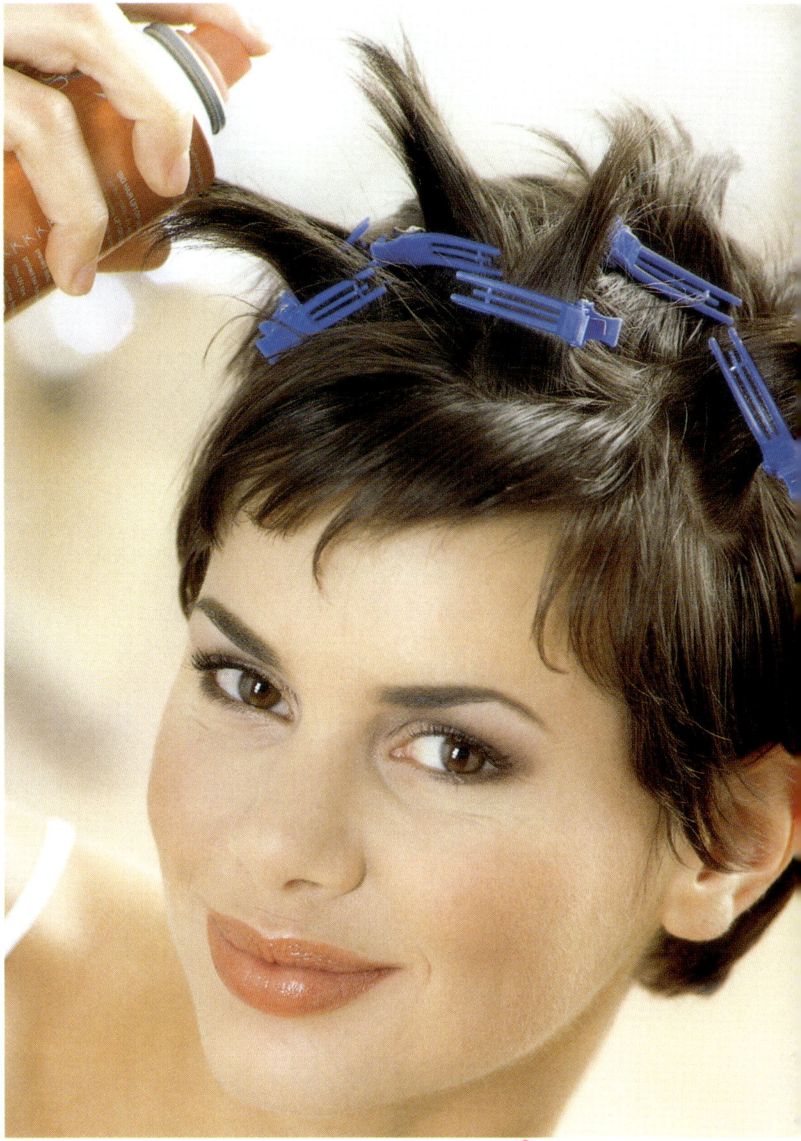

Dickes Haar – perfekt in Form

Viele Frauen träumen davon – wer es hat, ist oft nicht glücklich damit. Dabei zähmen ausgeklügelte Schnitte, geschicktes Styling und richtige Pflege sogar die störrischsten Mähnen

Ein gesundes Haar kann ein Gewicht von 60 bis 140 Gramm tragen, bevor es zerreißt. Dicke Haare halten am meisten aus – und sind entsprechend fester und störrischer, lassen sich schwerer stylen, dauerwellen und meist überhaupt nicht hochstecken.

Starkes Duo: Schnitt & Pflege

Viele Frauen tragen ihre „Mähne" einfach lang und stumpf geschnitten. Irgendwann aber wollen die meisten eine Veränderung. Mit der ■ ***„Undercut-Technik"***, bei der das Haar nur unterm Deckhaar gekürzt wird, bleibt es lang, bekommt aber mehr Schwung. Stumpf geschnitten, fehlt kürzerem, dickem Haar oft die Bewegung. Deshalb sind ■ ***großzügige Stufen*** die beste Lösung, wenn die Haare schön fallen sollen; z. B. in Bobs oder Fransenschnitten. Weil sie das Haar aber noch fülliger machen, muss es meist ausgedünnt werden, damit die Proportionen stimmen. Eine trendy Alternative zu hochgestecktem Haar sind ■ ***Zopffrisuren.*** Und für ■ ***wuschelige Kurzhaarfrisuren*** oder ■ ***raspelkurze Schnitte*** braucht man sogar dickes Haar, weil es sich füllig stylen lässt, ohne dass die Kopfhaut durchschimmert.

Dickes Haar ist oft trocken und braucht Extrapflege. Überfrachtet man es dabei aber mit zu viel Pflegestoffen, lässt es sich überhaupt nicht mehr stylen. Tipp: Produkte für ■ ***normales Haar*** nach Bedarf mit reichhaltigeren für trockenes und leichten ■ ***Sprühkuren*** kombinieren; dabei wasserunlösliche Silikone (z. B. Dimethicone) vermeiden. Hartnäckige Reste von Pflege- und Stylingprodukten entfernen ■ ***Peelingshampoos*** (s. S. 110), die von dickem Haar gut vertragen werden.

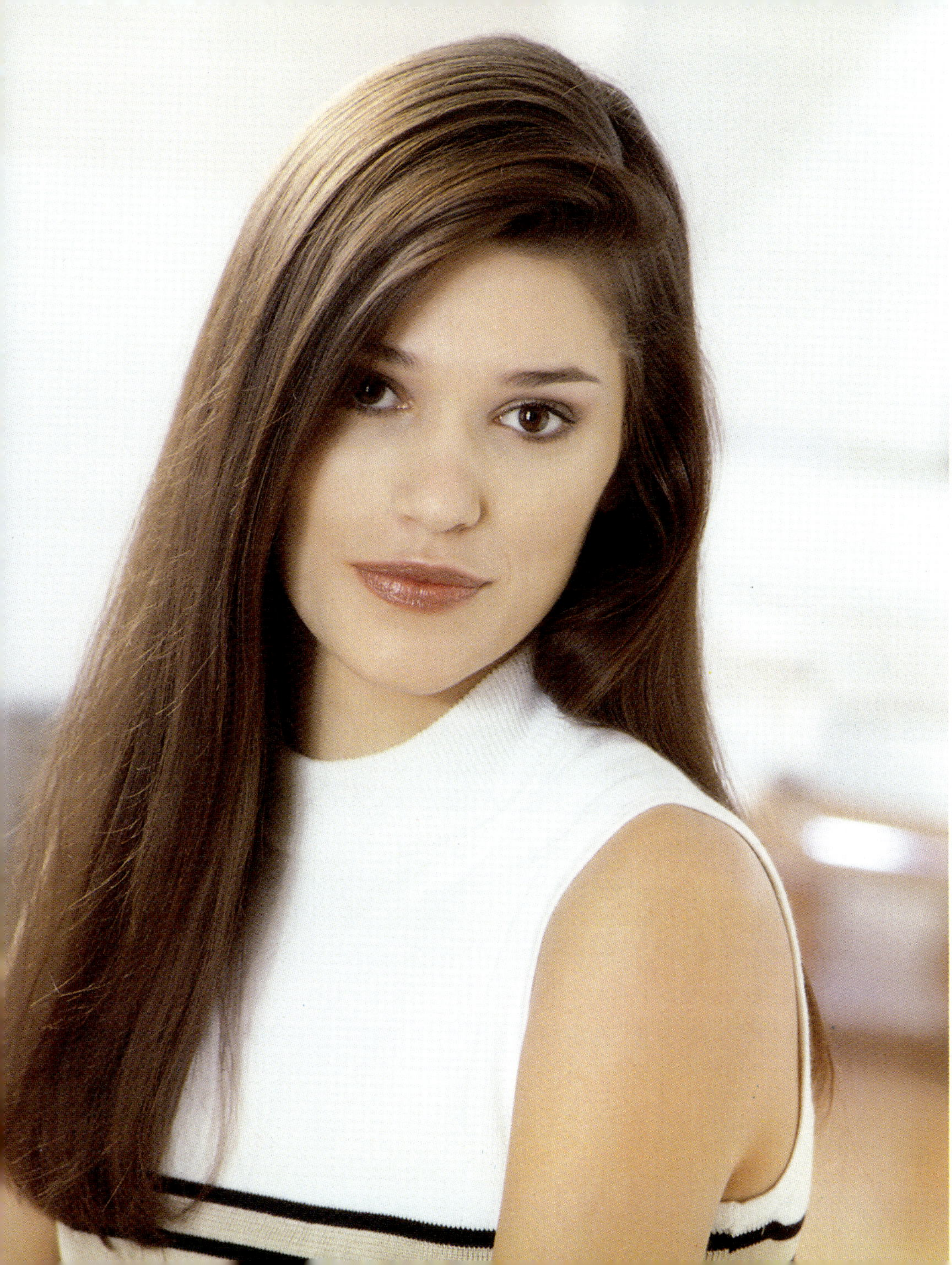

TRAUM-MÄHNE
Für diese Frisur braucht man dichtes, langes Haar. Einige kurze Stützhaare verhindern, dass das Haar am Ansatz zu flach anliegt.

Fürs Volumenstyling Scheitel ziehen, halbtrockene Haare partienweise über eine dicke Rundbürste föhnen, noch warm auf dicke Wickler drehen oder in der Rundung festclippen. Gut auskühlen lassen, Frisur nur noch vorsichtig durchkämmen.

DICKES HAAR lässt den Kopf schnell zu groß aussehen. Fransige Stufenschnitte mit geschickt ausgedünntem Haar sorgen dafür, dass die Proportionen stimmen.

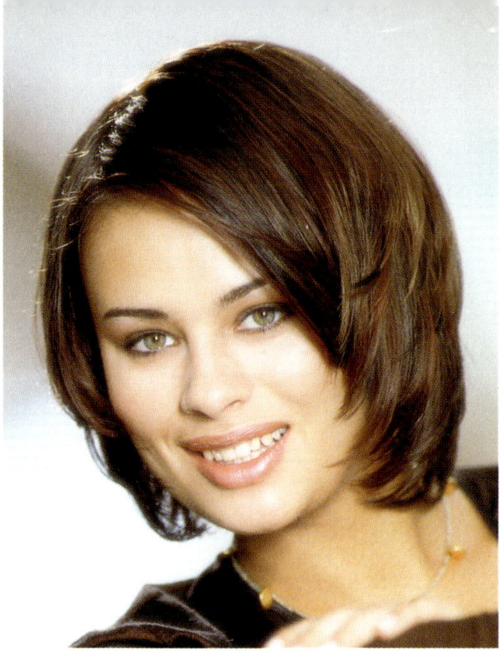

Gloss-Fransen

▪ ***Welchem Typ steht die Frisur?*** Sie wirkt jung und trendy – ein guter Schnitt, um das Haar wachsen zu lassen! ▪ ***Der Schnitt:*** Die Kontur reicht hinten bis knapp zur Schulter und verläuft seitlich in einer runden Linie bis zu den Mundwinkeln. Ab Augenhöhe ist das Haar nach unten durchgestuft und ausgedünnt, damit die Seiten nicht plustrig abstehen. ▪ ***Das Styling:*** Haare beim Föhnen mit einer Skelettbürste gerade vom Kopf wegziehen, Föhnstrahl von oben nach unten lenken. Zum Schluss die Seitenpartie mit Gel fixieren.

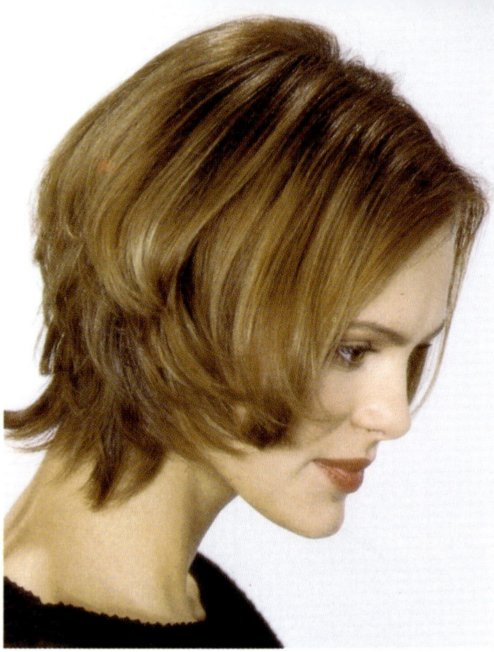

Strähnen-Shake

▪ ***Welchem Typ steht die Frisur?*** Der Schnitt gibt den Seitenpartien Fülle und nimmt dickem Haar im Nackenbereich das Volumen, sodass der Hals länger und schmaler wirkt. ▪ ***Der Schnitt:*** Das lange Deckhaar reicht bis zur Nasenspitze und geht fließend in den langen, stark gestuften Nacken über. ▪ ***Das Styling:*** Die Oberkopfpartie über eine dicke Rundbürste füllig föhnen. Nacken- und Seitenpartien kreuz und quer föhnen, dabei mit den Händen verwuscheln und mit etwas Gel oder Wachs fransig stylen.

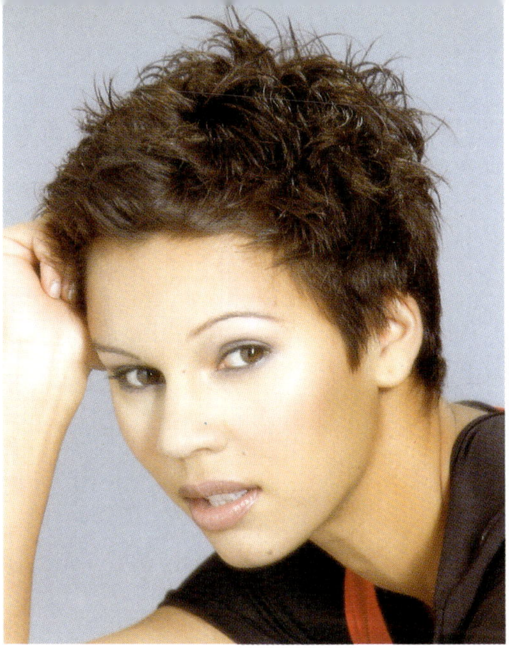

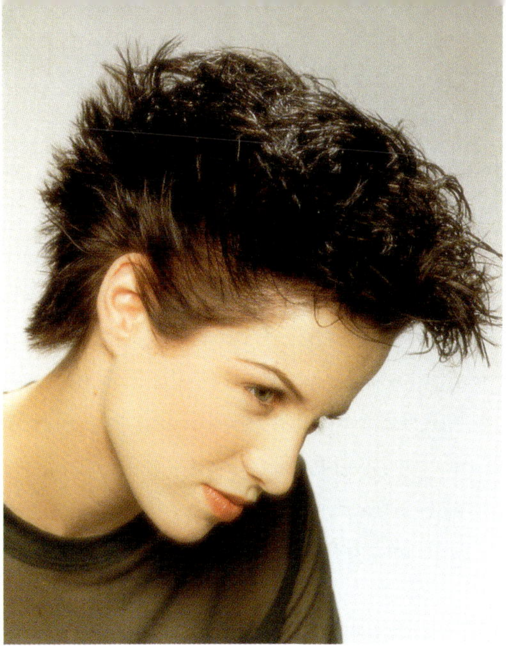

Sports-Wear

■ ***Welchem Typ steht die Frisur?*** Ein schöner Schnitt für sportliche Frauen mit ebenmäßigem Gesicht, der bei dunklem Haar am besten zur Geltung kommt. ■ ***Der Schnitt:*** Das streichholzkurze Haar ist extrem durchgestuft – das zähmt störrisches Haar mit vielen Wirbeln oder leichter Naturkrause. ■ ***Das Styling:*** Spray ins feuchte Haar geben, Haare nach oben föhnen, dabei die Spitzen mit den Fingern nach oben biegen und zum Schluss mit etwas Gel zwischen den Fingerspitzen fransig zwirbeln.

Steh-Schnitt

■ ***Welchem Typ steht die Frisur?*** Frech und superlässig – ein softes Punk-Styling für einen sportlichen Kurzhaarschnitt. ■ ***Der Schnitt:*** Die Hinterkopfpartie ist streichholzkurz, der Oberkopf und der Pony sind etwas länger durchgestuft. ■ ***Das Styling:*** Schaumfestiger einkneten, den Pony wuschelig nach oben föhnen, mit Haarlack fixieren. Im Nacken und an den Seiten das Haar mit einem Kamm hochziehen und dabei mit Haarlack ansprühen. Wers weniger wuschelig will, lässt das Haar einfach lufttrocknen!

STYLING-PRODUKTE
Schaumfestiger gibt dickem Haar zu wenig Halt und kann das Haar austrocknen. Besser ist alles, was zähmt: Sprühkuren oder Haarmilch als Stylingprodukt glätten, festigen und geben Glanz. Zum Strukturieren von einzelnen Partien oder Strähnen Gel, Wachs oder Stylingcreme verwenden; zum Fixieren von Wuschelfrisuren Haarlack oder Haarspray.

DAS GLÄTTET UND GIBT GLANZ:
1. Haarkuren
2. Peelingshampoos, die Rückstände entfernen
3. Saure Spülungen und Shampoos
4. Die richtige Föhntechnik
5. Glanzsprays mit leichten Silikonölen, die sich wie ein Ölschleier übers Haar legen. Sparsam verwenden!
6. Farbshampoos, Spülungen und auswaschbare Tönungen **(s. S. 102 ff.)**
7. Flüssiges Haarkeratin

Diva-Look

■ ***Welchem Typ steht die Frisur?*** Sie bringt dickes Haar gut zur Geltung und wirkt am schönsten bei großen, schlanken Frauen mit langem Hals. ■ ***Der Schnitt:*** Das überschulterlange Haar ist vom Seitenscheitel aus rundum stumpf geschnitten, die Seitenpartien ab Kinnhöhe fransig gestuft. Der Pony reicht bis zu den Wangenknochen – ein guter Trick zum Rauswachsen-lassen! ■ ***Das Styling:*** Schaumfestiger einkneten oder eine Sprühkur ins Haar geben, Haare partienweise über eine dicke Rundbürste trockenföhnen.

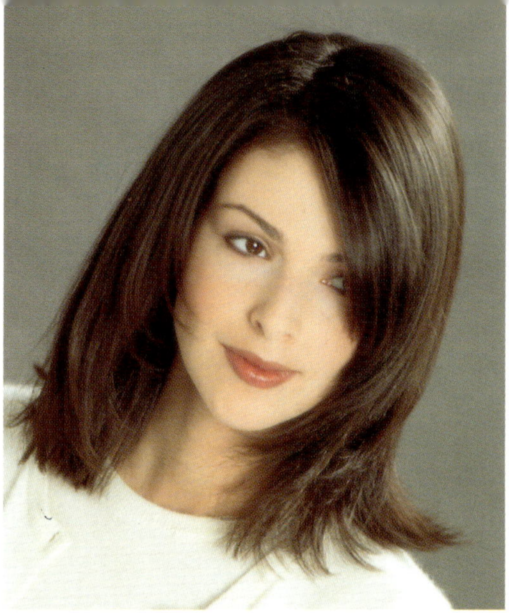

Pilzkopf

■ ***Welchem Typ steht die Frisur?*** Frauen, mit ovalem oder langem Gesicht, die sich gern im Sixties-Look stylen – das Haar darf nicht zu störrisch sein und muss ganz glatt fallen. ■ ***Der Schnitt:*** Das Deckhaar ist vom Hinterkopfwirbel aus gleichlang geschnitten, der stumpf geschnittene Pony endet etwa einen Zentimeter über den Augenbrauen. Nackenpartie und Koteletten sind sehr kurz gestuft. ■ ***Das Styling:*** Die Oberkopfpartie über eine halbrunde Bürste nach innen föhnen, eventuell Glanzspray aufsprühen.

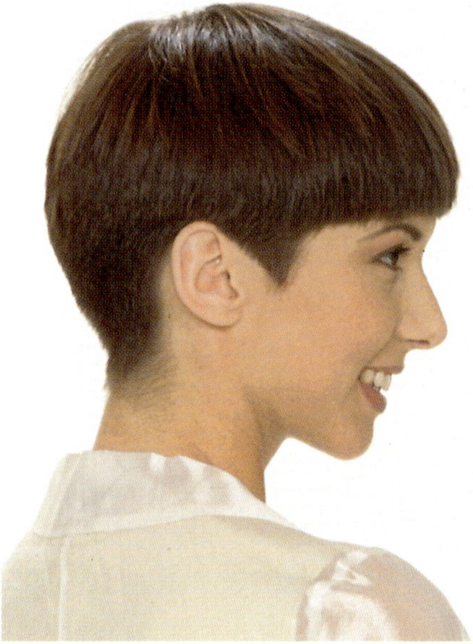

TIPPS GEGEN WIRBEL-STRESS

- *Ideal: ein Schnitt,* der den Wirbel mit einbezieht – wie ein Stirnwirbel, der die Haare aus dem Gesicht hält, oder ein Kurzhaarschnitt, bei dem das Haar durch die Wirbel schön wuschelig vom Kopf absteht. Dafür das Haar am besten trocken schneiden lassen – im nassen Zustand fallen Wirbel meistens anders!
- *Volumenwellen* zähmen starke Wirbel zumindest für vier bis sechs Wochen – z. B. mit vier Wicklern, die am Hinterkopf gesetzt werden.
- *Haarwachs* umhüllt das Haar mit einem feinen Fettfilm, der weich macht und die Haare besser aneinander haften lässt. Das macht störrische Wirbel geschmeidiger, sodass sie sich leichter in die Frisur integrieren lassen.

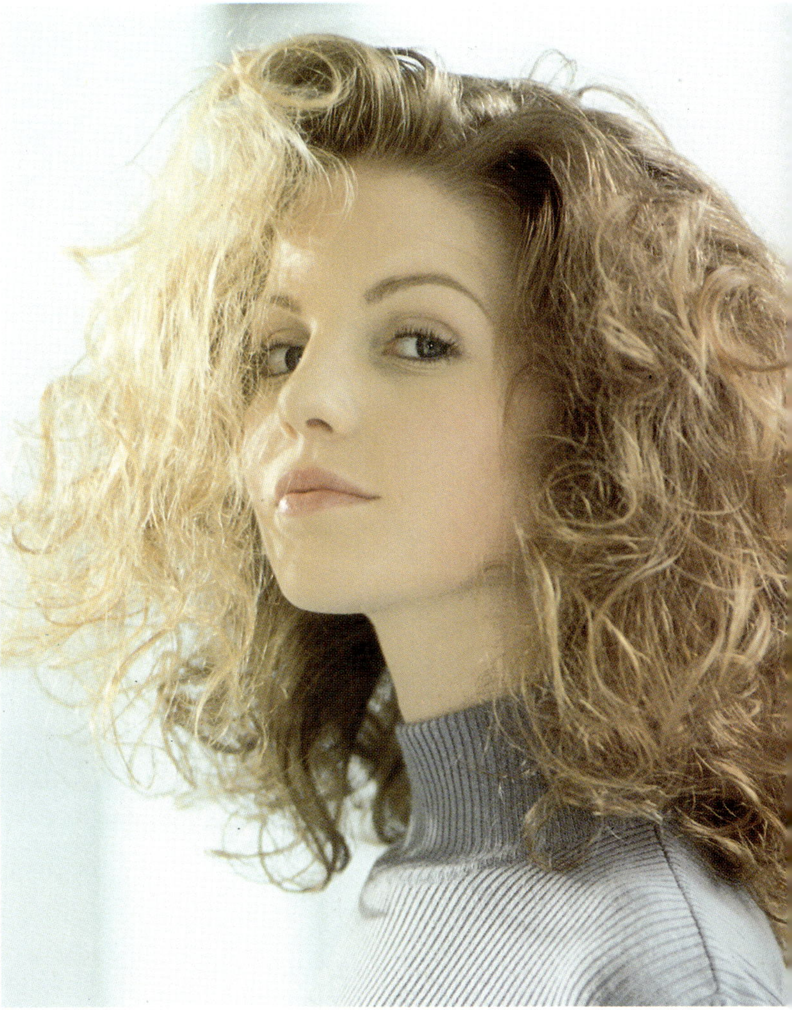

PONYFRISUR ADE
Ein Stirnwirbel hält das Haar „von Natur aus" schön aus dem Gesicht.

HAARE EINFACH

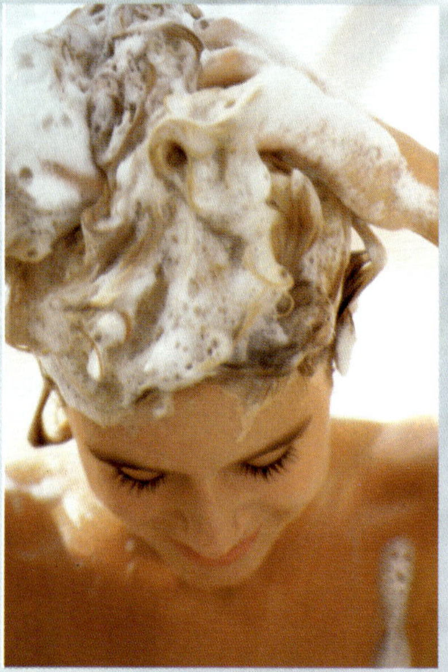

JE FEINER DER SCHAUM, desto schonender das Shampoo. Große Blasen deuten auf minderwertige Tenside hin!

Waschen – aber richtig

Eine sanfte Wäsche ist der erste Schritt zu schönem, glänzendem Haar.

■ Vorher das Haar nach allen Seiten durchbürsten, um Schmutz und Styling-Rückstände zu lockern.

■ Wenig Shampoo benutzen. Gut: Shampoo im Verhältnis 1:1 verdünnen oder ansäuern (s. S. 97). Zwischen den Händen verreiben, mit gespreizten Fingern verteilen.

■ Beim Waschen die Kopfhaut mit senkrecht aufgestellten Fingerspitzen massieren.

■ Nach dem Waschen dreimal länger spülen als shampoonieren. Rückstände machen das Haar stumpf. Kalt nachspülen tut Haaren und Kopfhaut gut!

■ Nasses Haar ist empfindlich: nur mit den Fingern sanft ausdrücken, in ein Handtuch einschlagen. Nicht rubbeln!

■ Nasse Haare mit einem grobzinkigen Kamm ohne scharfe Ecken und Kanten von den Haarspitzen nach oben auskämmen. Absolut tabu: Bürsten.

Shampoo – darauf kommts an

Zur perfekten Haarwäsche gehört ein Shampoo, das zum Haartyp passt:

■ Gute Shampoos für normales Haar reinigen in erster Linie – mit milden waschaktiven Stoffen (Tensiden) wie z. B. Cocamidopropylbetaine.

■ Volumenshampoos enthalten Substanzen, die sich ans Haar anlagern und es griffiger machen (z. B. Keratin, Seidenproteine, Kräuterextrakte).

■ In Anti-Fett-Shampoos findet man meist desinfizierende und aufrauende Kräuterextrakte.

■ Shampoos für trockenes oder strapaziertes Haar enthalten Rückfetter und Kittsubstanzen, die Risse in der Schuppenschicht auffüllen und das Haar glätten.

■ Two-in-One-Shampoos wirken gleichzeitig wie eine Spülung – oft mithilfe von Silikonölen, die sich bei häufiger Anwendung im Haar ablagern, es beschweren und schlaff machen.

SCHÖNER PFLEGEN

Spülungen
Shampoos sind auf den pH-Wert der Kopfhaut (ca. 5,5) und nicht auf den der Haare (ca. 4,6) eingestellt. Deshalb raut auch das mildeste Shampoo den Haarschaft auf.

■ Spülungen sind saurer als Shampoos. Das entspannt die Schuppenschicht, glättet, macht die Haare besser kämmbar und gibt Glanz.

■ Außerdem enthalten sie positiv geladene Teilchen (Quats) mit pflegenden Anhängseln (z. B. Öle, Panthenol, Silikone), die sich an das negativ geladene Haar anlagern.

■ Spülungen gibt es meistens passend zum Shampoo. Bei gesundem oder feinem Haar, das durch zu viel Pflegestoffe leicht beschwert werden kann, lieber nicht täglich anwenden.

■ Alternativen: Haare mit Zitrone (Saft ½ Zitrone auf 1 Liter Wasser) spülen. Statt Spülung einen Repairschaum verwenden, der gleichzeitig stylt. Oder eine Spülung/Sprühkur nur in Ansätze und Spitzen geben.

Intensiv-Pflege: Kuren
Im Prinzip wirken Kuren wie Spülungen. Sie enthalten aber andere Pflegestoffe, die sich nicht so schnell auswaschen. Damit die Dosis stimmmt, müssen Produkte und Häufigkeit der Anwendung auf den Haartyp abgestimmt sein:

■ Leave-In-Kuren wie Haarmilch, Pflegeschaum oder Sprühkuren, die nicht ausgewaschen werden, enthalten besonders leichte Pflegestoffe, viele Feuchtigkeitsspender und wenig oder kein Fett. Gut für feines, fettiges Haar.

■ Thermokuren sind ebenfalls leichter, schleusen aber durch die Wärme mehr Pflegestoffe ein.

■ Kuren auf Öl- oder Cremebasis bilden einen feinen Film ums Haar, der Löcher kittet. Sie sind nur etwas für wirklich geschädigtes oder sehr trockenes und nicht zu feines Haar. Nach dem Auftragen einkämmen – erst mit einem groben, dann einem feinem Kamm, damit sich die Kur auch wirklich um jedes Haar legen kann.

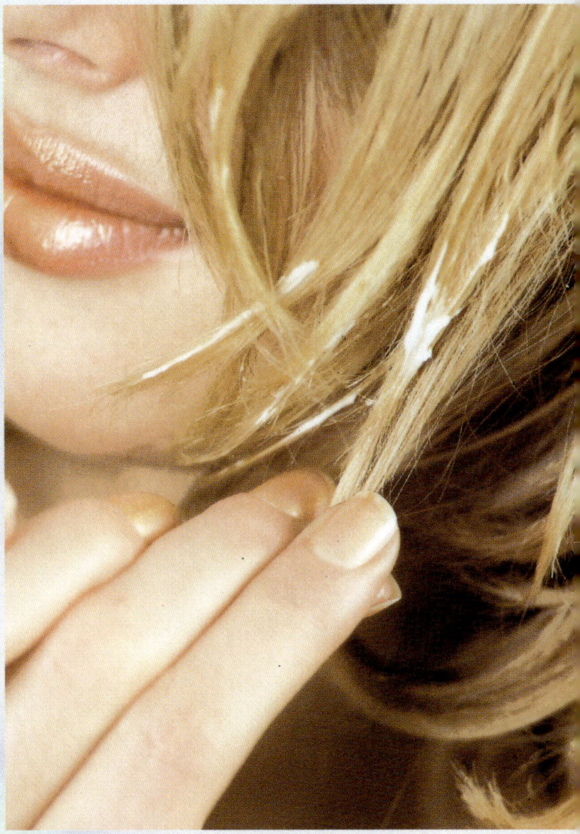

ANTI-SPLISS-PRODUKTE enthalten Wrkstoffe, die die aufgeraute Struktur der Spitzen zusammenklebt (z. B. Panthenol).

HAARPROBLEME –

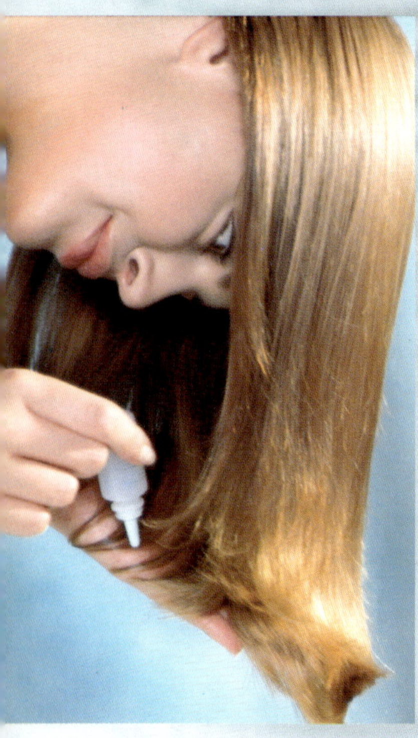

Fettiges Haar

Ursache ist eine erhöhte Talgdrüsenproduktion:

- Sie lässt sich – außer durch die Anti-Baby-Pille – kaum beeinflussen.
- Ausnahme: Die Haut hat das Bestreben, den Talgpegel konstant zu halten – deshalb können stark austrocknende Shampoos die Kopfhaut zu erhöhter Talgproduktion anregen.
- Die meisten Anti-Fett-Shampoos sind aber mild und sogar für die tägliche Wäsche geeignet – wichtig für fettiges, feines Haar!
- Tabu für fettiges Haar: Spülungen und Kuren auf Öl- und Cremebasis.
- Das Fett verteilt sich nicht über die Wurzel, sondern durch den Kontakt der Haare untereinander – deshalb nicht zu oft bürsten!
- Alles, was die Haare etwas aufraut, schluckt Fett: Farbsträhnchen, Volumen-Stylingprodukte, Volumenwellen.
- Ist der Ansatz fettig und das Haar strapaziert: Repairprodukte nur auf Längen und Spitzen geben.

Trockenes Haar

Entweder ist die Kopfhaut trocken – oder der hauteigene Talg verteilt sich nicht gut im Haar, z. B. weil es naturgewellt oder dick ist.

- Nur Spezialshampoos für trockenes Haar verwenden (s. S. 58)
- Möglichst nicht täglich waschen – oft genügt es, nur den Pony zu waschen und das übrige Haar zurückzustecken.
- Für eine extra-milde Ansatzwäsche Shampoo in einer Spritzflasche mit Wasser verdünnen, auf die Ansätze geben, kurz einmassieren. Was beim Spülen über das Haar läuft, reinigt gründlich genug.
- Supermild: eine Wäsche mit mineralischer Tonerde (Rhassoul s. S. 111). Sie reinigt ohne Tenside, versorgt Haar und Kopfhaut mit Mineralstoffen.
- Massagen mit Mandelöl vor der Wäsche beruhigen gereizte Kopfhaut.
- Alles vermeiden, was stark austrocknet (s. S. 81).

Strapaziertes Haar

Die Schuppenschicht ist durch mechanische oder chemische Belastungen aufgeraut; das Haar wirkt spröde, strohig, glanzlos:

- Reparieren kann man diese Lücken nicht; aber die richtige Pflege kann sie zumindest eine Zeit lang optisch kitten.
- Dabei die Wahl der Produkte auf den Haartyp abstimmen – feines, strapaziertes Haar braucht besonders leichte Pflegestoffe; trockenes oder krauses Haar meist zusätzlich Fett.
- Bei chemisch behandeltem Haar ist der pH-Wert verschoben, sodass Shampoos noch aggressiver wirken. Saure Shampoos und Spülungen sorgen für Entspannung (s. S. 81).
- Auf Toupieren, tägliche Anwendung von Elektrostylern, (weitere) Dauerwellen und Färbungen lieber verzichten und auf UV-Schutz achten.
- Schlimmstenfalls hilft nur schneiden – notfalls in Etappen.

PERFEKT GELÖST

Das hilft gegen Spliss

Die gespaltenen Spitzen entstehen durch Strapazen oder bei langem Haar durch natürliche Abnutzung der Schuppenschicht:

■ Spliss-Produkte können die Fasern zusammenkleben, aber die Schuppenschicht nicht reparieren. So früh wie möglich anwenden, um die empfindlichen Spitzen zu schützen.

■ Regelmäßiges Nachschneiden – etwa alle 6 bis 8 Wochen – sieht gepflegter aus und beugt vor.

■ Vor dem Waschen eine kleine Menge Haarkur in die Spitzen einmassieren.

■ Haare so oft wie möglich an der Luft trocknen lassen.

■ Wer die Haare wachsen lassen will: Auf der kritischen Schulterlänge entsteht am ehesten Spliss. Damit nicht gleich alle Spitzen betroffen sind: zum Wachsen einen Stufenschnitt schneiden lassen, der nach und nach angeglichen wird; Haare ab und zu zusammenbinden oder locker hochstecken.

Schuppen

Für die Erneuerung der Kopfhaut wandern ständig Zellen an die Oberfläche und werden dort abgestoßen.

■ Erst wenn diese winzigen Zellen zusammenkleben, sind sie als Schuppen (unangenehm) sichtbar.

■ Ob fettige oder trockene Schuppen entstehen, liegt an der Kopfhaut – fettige sind wesentlich größer.

■ Die Ursache ist in beiden Fällen neben einer stärkeren Verhornungsneigung der Hefepilz Pythosporum Ovale.

■ Anti-Schuppen-Shampoos mildern den Pilzbefall z. B. mit Octopirox, Climbazol, Ketaconozol – und damit die Schuppenbildung.

■ Fettige und trockene Schuppen mit unterschiedlichen Produkten behandeln – trockenes Haar braucht extra Pflegestoffe, fettiges Haar desinfizierende Wirkstoffe.

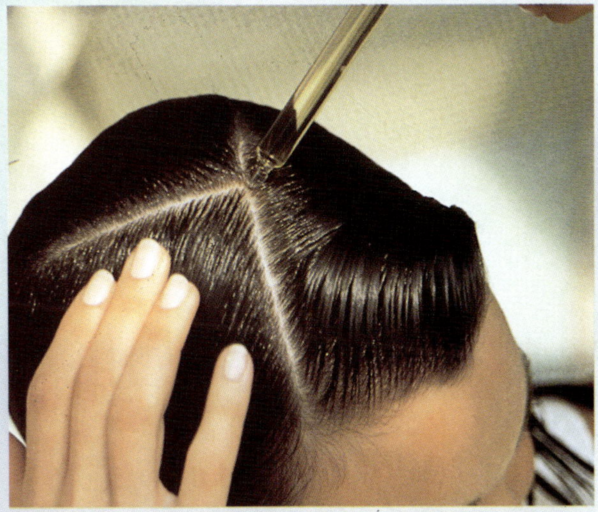

■ Da die Verhornungsstörung meist bleibt, muss man die Anti-Schuppenbehandlung ab und zu wiederholen. Anti-Schuppen-Produkte auf keinen Fall dauernd verwenden!

■ Hilft die Behandlung nichts und ist die Kopfhaut gerötet, kann es auch eine Schuppenflechte sein – in diesem Fall sofort zum Arzt gehen.

HAARWASSER wirken intensiv auf die Kopfhaut – beispielsweise durchblutungsfördernd oder beruhigend. Scheitelweise auftragen!

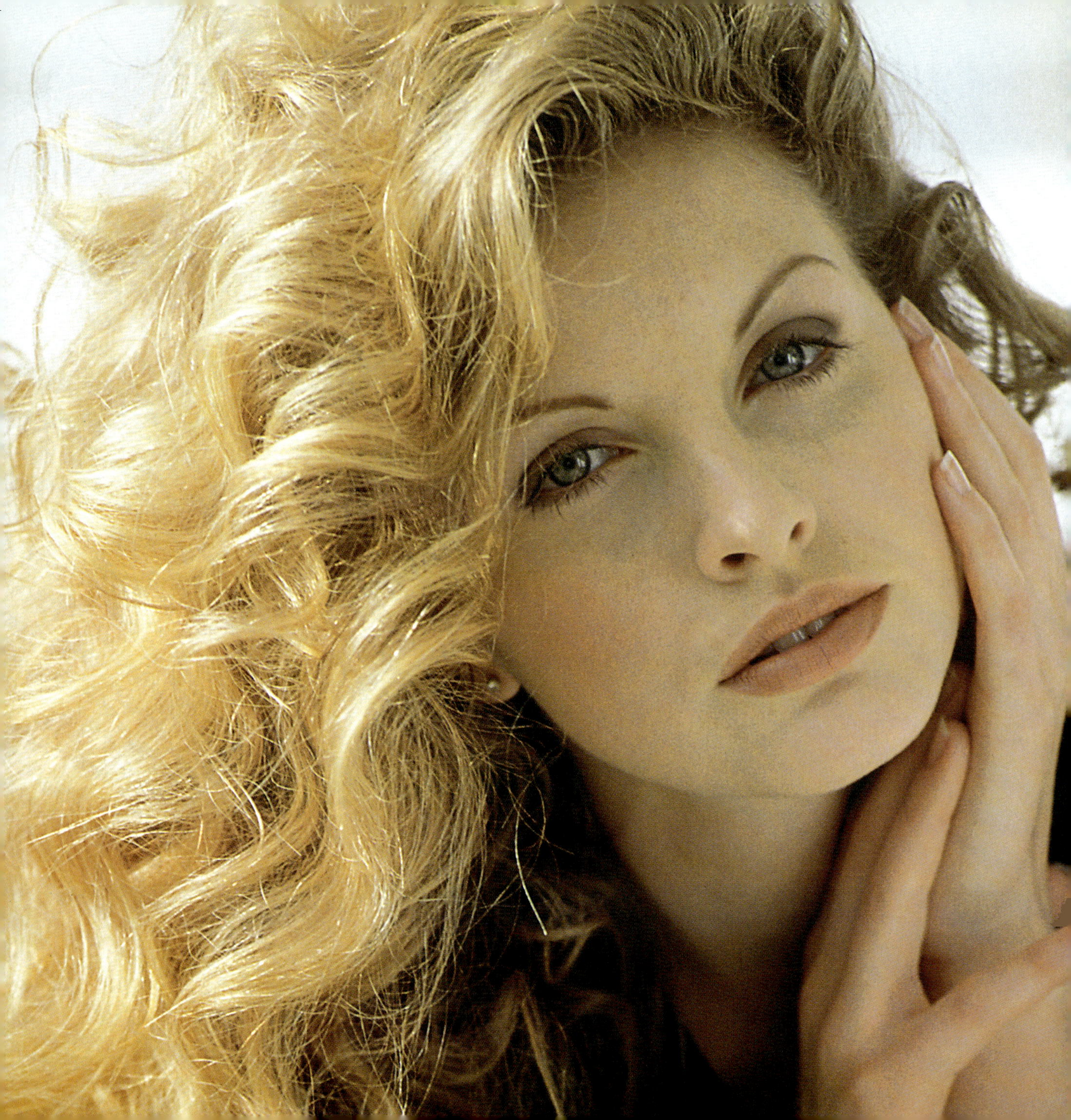

LOCKEN-FRISUREN

NATURWELLEN RICHTIG STYLEN
SCHÖNE LOCKEN FÜR EINEN TAG
ALLES ÜBER DAUERWELLEN
STECKFRISUREN LEICHT GEMACHT

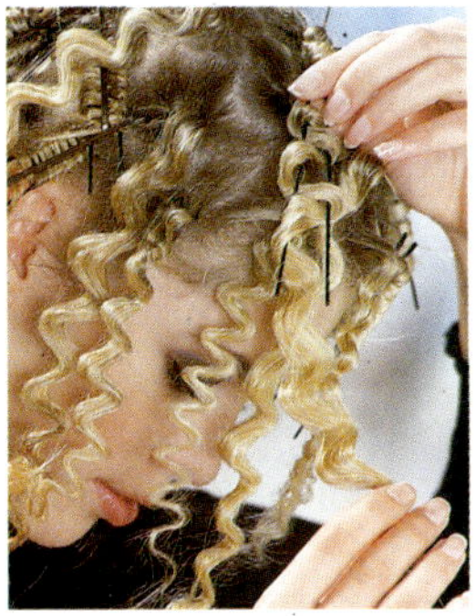

Traumhaft schön – Naturwellen

Wer Naturlocken hat, ist damit oft nicht so glücklich, wie Frauen mit glattem Haar meinen. Dabei sehen gut gepflegte Locken mit dem richtigen Schnitt wirklich wunderbar aus

Naturkrauses Haar hat viel Spannkraft, ist aber oft trocken und glanzlos. Durch die gebogene Struktur wird Licht schlechter reflektiert und die Haare liegen nicht so dicht beieinander, sodass sich der von der Kopfhaut produzierte Talg schlechter verteilt. Produkte für strapaziertes oder trockenes Haar gleichen diesen Mangel durch Pflegestoffe (Öl, Vitamin E, Ceramide, Panthenol) aus. Sie spenden Fett und Feuchtigkeit, machen das Haar leichter kämmbar und geben den Locken eine schöne Struktur.

Der Schnitt machts

Das Wichtigste aber ist ein guter Schnitt, bei dem die Wuchsrichtung und der Verlauf der Locken berücksichtigt werden. ▪ ***Großzügige Stufenschnitte*** sind fast immer am günstigsten. Sie machen das Haar leichter, sodass die Locken sich besser kringeln können. Besonders raffiniert: unsichtbar gestuftes Deckhaar, das optisch gleich lang aussieht und für schöne Proportionen sorgt. ▪ ***Leichte Naturkrause*** in feinem Haar kommt durch Stufenschnitte manchmal erst zum Vorschein – ideal dafür sind mittellange bis lange Frisuren, bei denen nur das Deckhaar gestuft wird, damit das Haar nicht an Volumen verliert. Damit die feinen Locken nicht durch zu viel Pflegestoffe beschwert werden, für diesen Haartyp nur leichte Produkte mit viel Feuchtigkeit und wenig Fett verwenden. ▪ ***Gewelltes oder extrem krauses Haar*** lässt sich oft nicht so durchstufen, dass die Locken ineinander fließen – dann bringen stumpfe Konturen die Wellen oder Krissellocken am schönsten zur Geltung. Tipp: Bei starker Krause auf Ponys und Scheitel lieber verzichten.

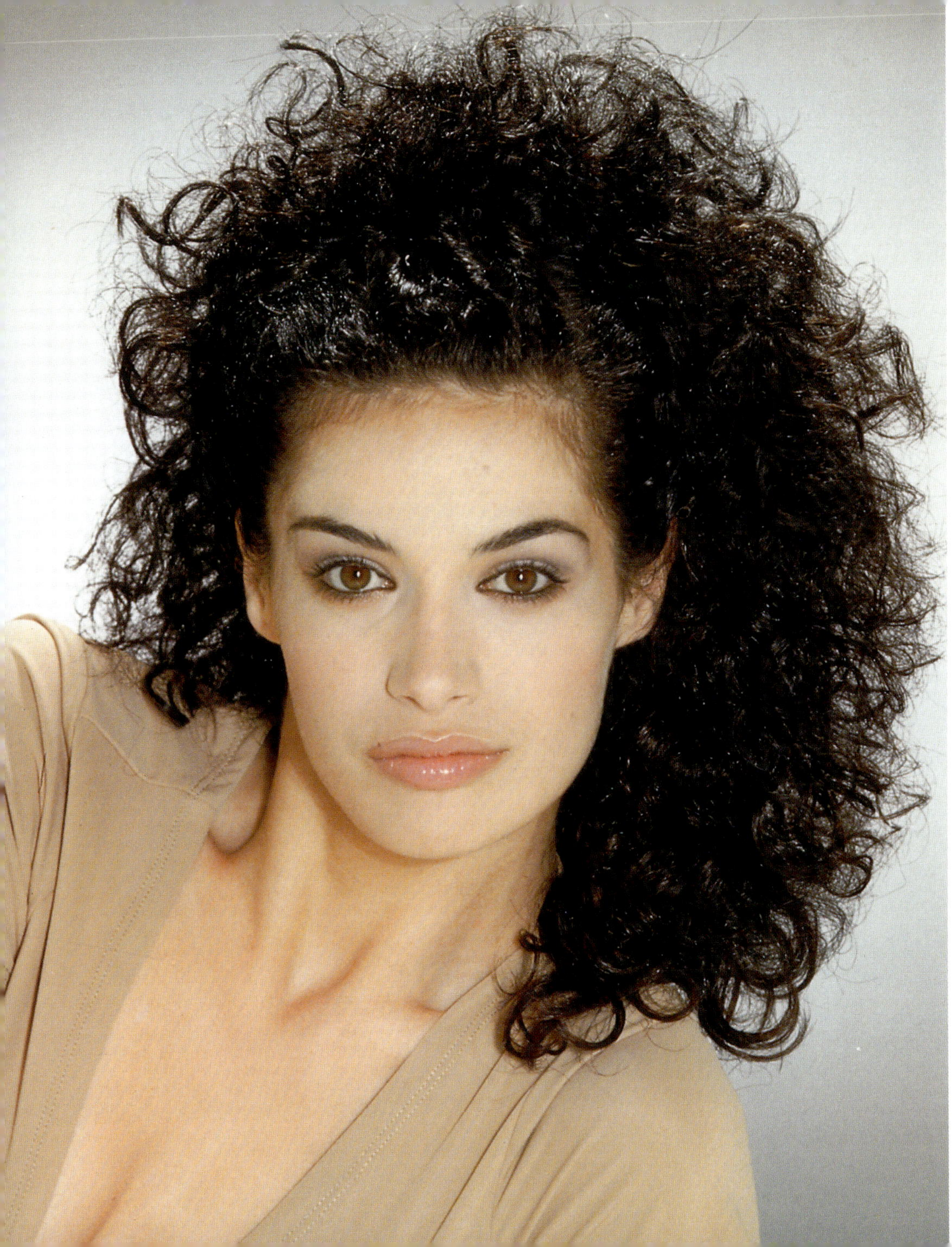

NATUR-KRAUSE
Durchgestufte Naturlocken vorsichtig entwirren. Entweder an der Luft trocknen lassen oder mit einem Diffusoraufsatz trockenpusten: Er sorgt dafür, dass das Haar nicht durchgewirbelt wird. Haarlängen strähnchenweise in den Diffusor hineinlegen.

Spezielles Locken-Stylingspray macht die Frisur haltbarer – ein Hauch Glossspray gibt Glanz.

Weiche Wellen

▪ ***Welchem Typ steht die Frisur?*** Sie wirkt sehr weiblich und zart – schön für zierliche Frauen mit harmonischer Gesichts- und Kopfform und feinem oder wenig naturgewelltem Haar. Passt zu romantischem Stil, ist aber auch ein schöner Kontrast zu schlicht-klassischer Mode. ▪ ***Der Schnitt:*** Das naturgewellte Haar ist stark durchgestuft, die Seitenpartien ins Gesicht geschnitten, der Pony stark ausgedünnt. ▪ ***Das Styling:*** Haare an der Luft etwas antrocknen lassen, Locken mit Wet-Gel und den Fingern modellieren.

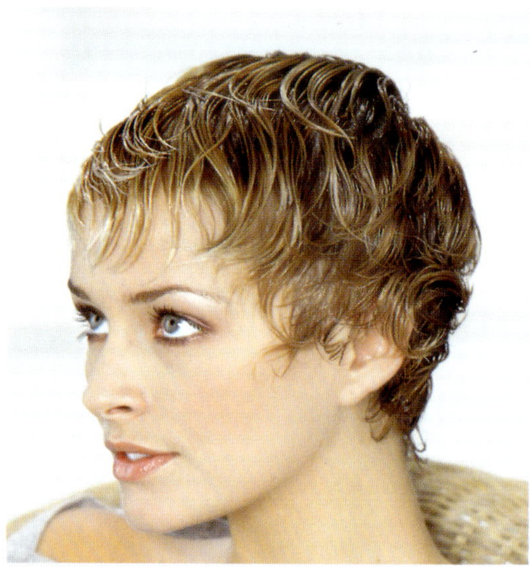

LOCKEN-STYLING
Festiger können trockenes Haar noch mehr austrocknen – besser zum Stylen: Sprühkuren, die auch einen festigenden Effekt haben; Wachs und Stylingcreme sowie spezielle Haarsprays, die Feuchtigkeit spenden und die Locken haltbarer machen.

Wuschellocken

▪ ***Welchem Typ steht die Frisur?*** Ein sportlich-freches und unkompliziertes Styling für Frauen mit Naturkrause. ▪ ***Der Schnitt:*** Das Haar ist rundum durchgestuft – das macht auch weniger starke Krausen leichter und sie können sich besser kringeln. Damit sie nicht zu kurz werden, lieber trocken schneiden lassen! ▪ ***Das Styling:*** Haare entweder an der Luft trocknen und ab und zu durchkneten oder mit Föhn und Diffusoraufsatz über Kopf trocknen, dabei mit den Fingern knautschen. Zum Schluss etwas Glanzspray ins Haar geben.

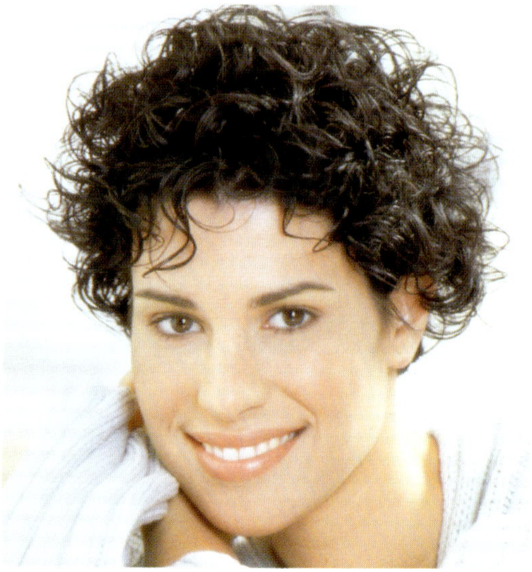

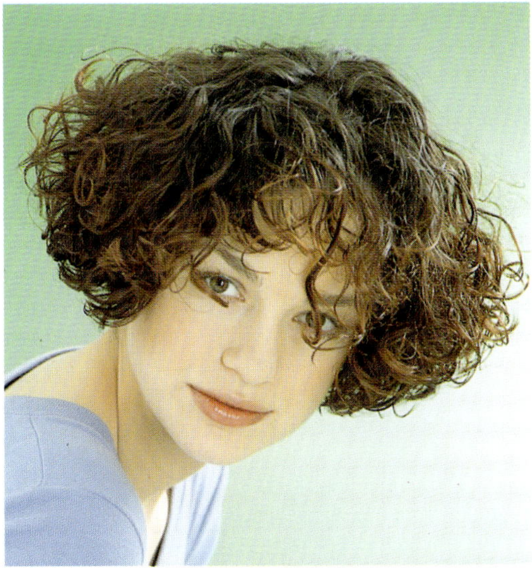

Locken-Bob

■ ***Welchem Typ steht die Frisur?*** Sie wirkt sportlich und romantisch zugleich und steht schmalen Gesichtern, die viel Fülle an den Seiten vertragen, besonders gut. ■ ***Der Schnitt:*** Die Bobkontur – vorn kinnlang, hinten kürzer angeschnitten und im unteren Bereich gestuft – bringt Naturwellen gut zur Geltung und ist auch für rauswachsende Dauerwellen gut geeignet. ■ ***Das Styling:*** Als Festiger eine Sprühkur oder flüssiges Haarkeratin ins Haar geben, lufttrocknen lassen oder mit dem Diffusoraufsatz trockenföhnen.

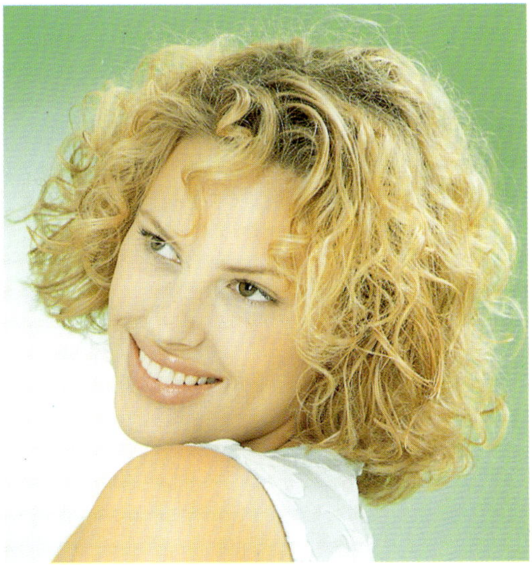

Stufen-Look

■ ***Welchem Typ steht die Frisur?*** Durch die großzügigen Stufen können sich auch feine Locken gut kringeln – schön für Frauen mit lässig-romantischem Stil. ■ ***Der Schnitt:*** Das schulterlange, gewellte Haar ist in den Seitenpartien in asymmetrischer, runder Kontur geschnitten und großzügig gestuft. ■ ***Das Styling:*** Locken-Fresh-up-Spray aufsprühen, Haare mit Diffusoraufsatz föhnen. Dabei das Haar nicht kneten, sondern strähnenweise in den Diffusor hineinlegen, dann mit etwas Creme zwischen den Händen durchkneten.

TROCKEN-SCHNITT
Starke Naturkrause sollte möglichst trocken geschnitten werden, weil das Haar im nassen Zustand sehr stark gedehnt ist und deshalb länger aussieht – nach dem Trocknen schrumpft es wieder zusammen. Außerdem kann man so den natürlichen Fall der Haare besser erkennen.

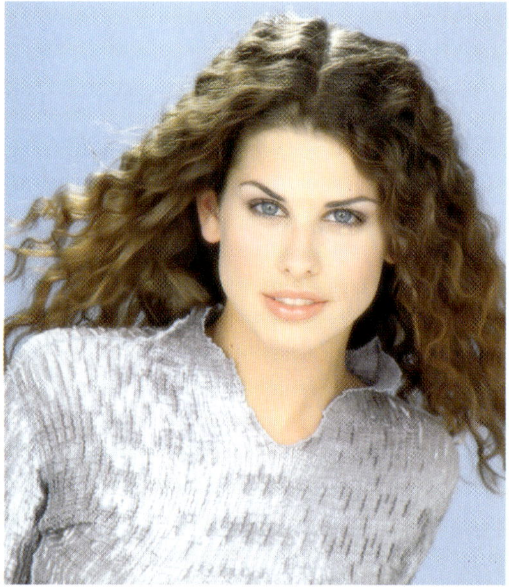

STUMPFE KONTUREN bringen gewelltes Haar in Bestform; Stufen im Deckhaar zaubern mehr Spannung in eine leichte Naturkrause.

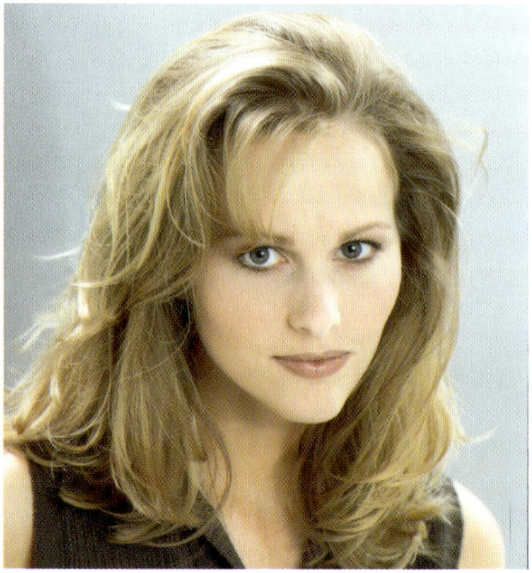

Engelshaar

■ ***Welchem Typ steht die Frisur?*** Großen Frauen mit langgestreckten Proportionen, die durch die Fülle der Frisur nicht optisch erdrückt werden – die Locken sehen zu jedem Stil gut aus. ■ ***Der Schnitt:*** Das naturgewellte Haar ist rundum stumpf geschnitten. ■ ***Das Styling:*** Als Festiger eine Sprühkur ins Haar geben, dann lufttrocknen lassen oder mit dem Diffusoraufsatz trockenföhnen – dabei wird das Haar in den Diffusoraufsatz hineingelegt, damit die Locken beim Trocknen nicht verwirbeln und flusig werden.

Romantik-Styling

■ ***Welchem Typ steht die Frisur?*** Schön für Frauen, die sich gern weiblich stylen und zu einer Gesichtsform, der locker aus der Stirn frisiertes Haar steht. ■ ***Der Schnitt:*** Grundlage ist eine leichte Natur- oder Volumenwelle (s. S. 82 ff.). Der Pony ist nasenspitzenlang abgestuft, das überschulterlange Haar im Deckbereich leicht gestuft. ■ ***Das Styling:*** Je nach Stärke der Welle das Haar mit Rundbürste oder Warmluft-Styler stylen oder auf mittelgroßen Klettwicklern trocknen, ausbürsten und in Form zupfen. Frisur mit Spray fixieren.

GLANZ-TIPPS FÜR LOCKEN

- *Pflege & Glanz* für sehr trockene Locken: einige Tropfen Öl (z. B. Klettenwurzelöl, Jojobaöl), Allzweck- oder Tagescreme fürs Haar einkneten.
- *Auswaschbare Tönungen* in der Naturhaarfarbe glätten die Schuppenschicht mit Pigmenten und Pflegestoffen, sodass das Licht ohne Farbveränderung besser reflektiert wird.
- *Glanz-Sprays* bändigen widerspenstiges Fliegehaar: in die Handflächen sprühen, flach übers Haar streichen.
- *Für eine Glanzkur* Jojobaöl und Zitronensaft im Verhältnis 5:3 mischen, einmassieren, unter einem Handtuch 5–20 Minuten einwirken lassen, auswaschen – dabei soll etwas Öl im Haar zurückbleiben!
- *Feuchtigkeit* macht schlaffe Locken wieder fit: Flüssigkuren mit Panthenol und/oder Keratin aufsprühen.

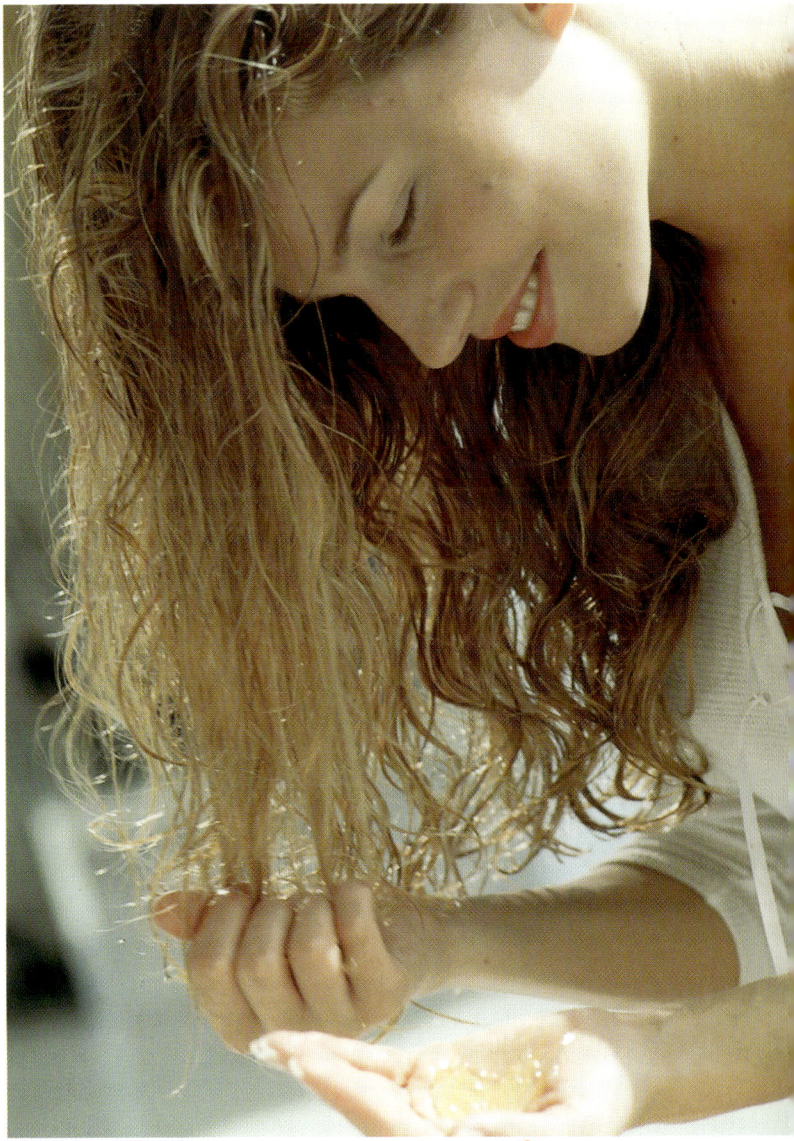

LOCKENSTYLING FÜR EINEN TAG

Locken wirken weiblich und machen die Konturen weicher. Wer keine hat: Warmluft-Styling, Elektrostyler, Papilloten oder Wickler zaubern sie sogar in glattes Haar!

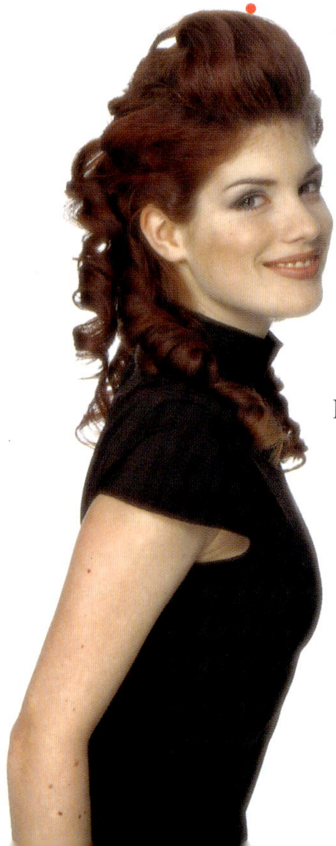

Haare sind gleichzeitig fest, aber formbar und können allein durch Feuchtigkeit und Wärme in eine andere Form gebracht werden. Je nach Technik und Haarqualität bis zur nächsten Wäsche – oder bis die Locken sich aushängen. Damit das Ergebnis nicht enttäuschend ausfällt, braucht man dafür allerdings etwas Zeit, Übung – und Know-how!

Mit warmer Luft & Bürste

Locken ins Haar ▪ ***föhnen*** klappt nur bei kurzem bis kinnlangem Haar: halbtrocken strähnchenweise mit Festiger oder Haarspray ansprühen, über eine kleine Rundbürste wickeln und den Luftstrom darauf richten – oder mit einer Föhn-Lockenbürste zum Aufstecken stylen. Mehr Spannung bringen ▪ ***Warmluft-Styler,*** Stäbe mit kurzen, runden Plastikborsten und vielen kleine Düsen, durch die Luft ins Haar gepustet wird. Sie sind auch für ▪ ***halblanges Haar*** geeignet; bei längerem Haar hängen sich die mühsam reingeföhnten Locken sehr schnell wieder aus. Generell gilt: Je dünner die Bürste und je feiner die Strähnen, desto mehr Spannung haben die Locken. Damit sie sich beim Abrollen nicht verheddern – passiert auch bei Geräten mit Abrollautomatik – die Strähnen ▪ ***sauber abteilen*** und nicht zu dick oder zu straff aufwickeln. Für ▪ ***beide Methoden gilt:*** Die geformten Locken müssen gut abkühlen, damit das aufgeweichte Keratin sich verfestigen kann. Dafür entweder die Kaltstufe einschalten oder die Locken noch warm festclipsen, erst nach dem Abkühlen lösen und nach Wunsch stylen.

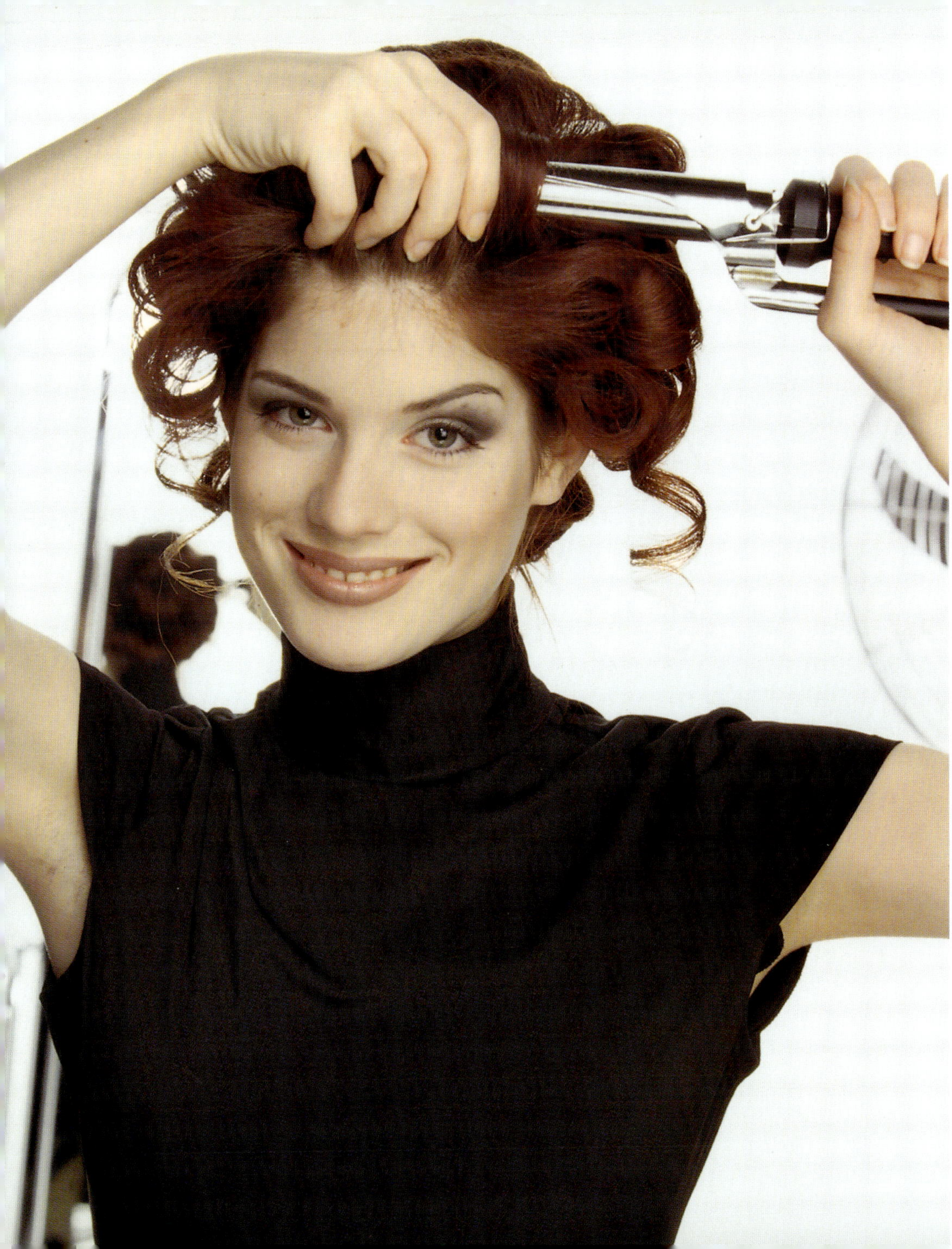

LOCKEN-STAB
Mit dem Lockenstab (Brenneisen oder Lockenschere, s. S. 72) wird das Haar allein mithilfe von trockener Hitze geformt. Mit keinem anderen Werkzeug lassen sich so schön geschlossene Kringellocken zaubern.

Aber Vorsicht: Weil das Haar direkt mit dem heißen Eisen in Kontakt kommt, braucht man etwas Geschick und Übung, damit es dabei nicht verbrennt oder zu stark strapaziert wird.

Elektro-Styling mit dem Lockenstab

Lockenstäbe gibt es in vielen Variationen: mit blanker Metalloberfläche, beschichtet oder mit Bürstenkopf. Sie sind mit einem System ausgerüstet, das den ganzen Stab aufheizt, die ■ ***trockene Hitze*** löst die Wasserstoffbrücken (s. S. 75) im Haar, der Stab fixiert die neue Form. Lockenstäbe bringen auch in glattes Haar schöne Locken (je dünner der Stab, desto kringeliger) und geben natur- oder dauergewelltem Haar neue Spannkraft. Sie sind nur für die Anwendung im ■ ***trockenen Haar*** geeignet. Täglich benutzen sollte man sie aber nicht, denn durch die trockene Hitze verliert das Haar ■ ***viel Feuchtigkeit,*** wird stumpf und spröde. Ein Hauch ■ ***flüssiger Festiger,*** der vor dem Stylen aufgesprüht wird, schützt und macht die Locken haltbarer; in sehr empfindliche Spitzen etwas ■ ***Stylingcreme*** kneten. Vorsicht, zu viel Festiger macht das Haar hart und pappig! Wer öfter Elektrostyler verwendet, sollte sein Haar gut pflegen – besonders die Spitzen brauchen regelmäßig eine Kur.

SPITZEN-TRICK
Sehr empfindliche Spitzen vor dem Aufwickeln mit dünnem Spitzenpapier (Spezialpapier für Dauerwellen aus dem Friseurbedarf oder dünnem Seidenpapier) umwickeln.

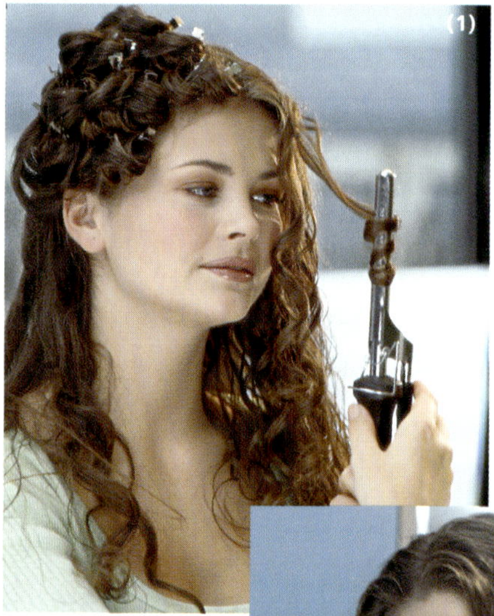

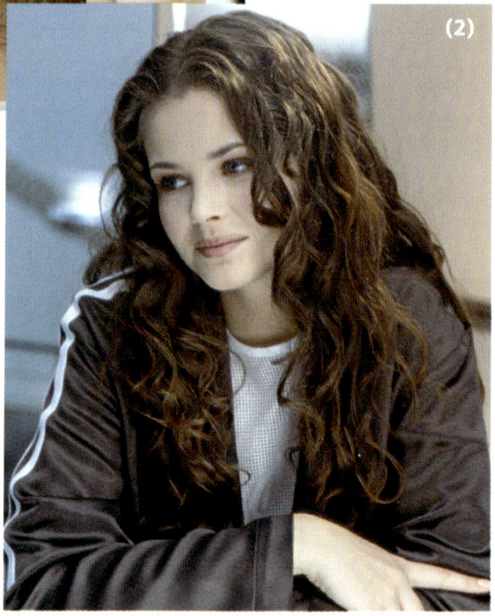

(1) So gehts: Haare strähnchenweise glatt aufwickeln – ohne abgeknickte Spitzen. (Tipp: mit dem kalten Stab üben!) Formen, abrollen und zum Abkühlen festclipsen.

(2) Abgekühlte Locken lösen. Haare nicht mehr kämmen – nur zurechtzupfen und mit Spray fixieren.

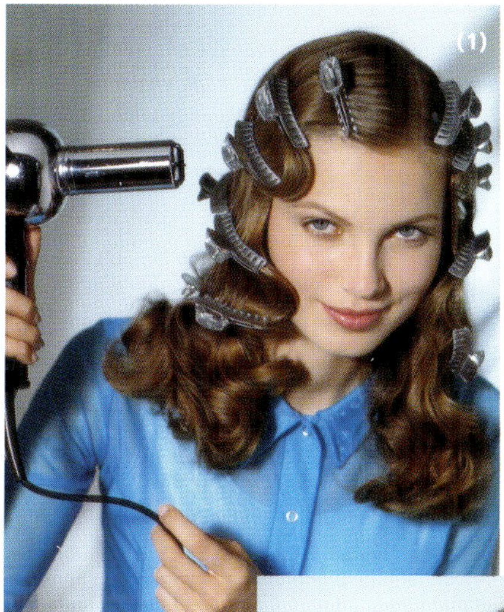

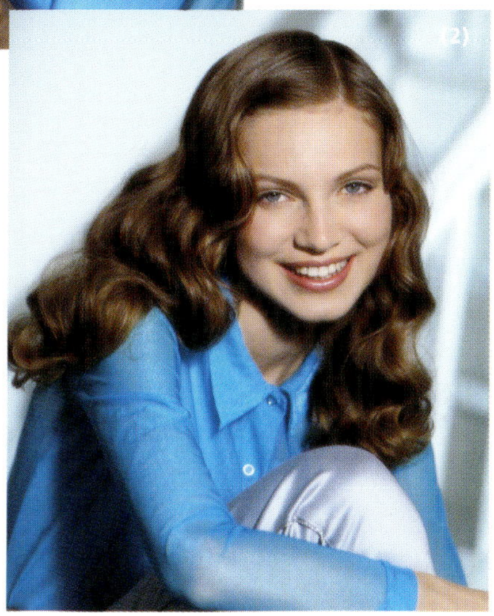

(1) Wellenreiter wie im Text beschrieben ins feuchte Haar setzen, Haar gut trockenföhnen und abkühlen lassen.

(2) Frisur mit einem stark festigenden Spray („extra strong“) besprühen. Wellenreiter herausnehmen, Haare mit den Händen vorsichtig auflockern, nicht kämmen!

Nur für Geschickte: weiche Wellen

Wer sich Wellen ins Haar legen will, braucht dafür als Grundlage Natur- oder Dauerwellen. Wellen im glatten Haar sollte man Profis überlassen. In kurzem bis halblangen Haar ist das Wellenstyling am leichtesten. Bei Ungeübten klappt das Legen am besten mit ▪ ***Wellenreitern***, aber auch lange Clipse oder Spezialkämme sind geeignet. Die Technik erfordert Geschick und Übung – nicht verzweifeln, wenn's beim ersten Mal nicht gleich klappt. Und so gehts: im ▪ ***gut feuchten Haar*** einen Scheitel ziehen, Schaumfestiger (starker Halt) einkämmen oder flüssigen Festiger aufsprühen. Dann das Haar mit der flachen Hand in Richtung Scheitel schieben, bis ein ▪ ***Wellenkamm*** entsteht, und den ▪ ***Wellenreiter darauf setzen.*** Etwas unterhalb des Wellenreiters das Haar wieder in Richtung Wellenreiter schieben, auf die entstehende Welle den nächsten Reiter setzen – weiter siehe Fotos links. Ganz wichtig: Nach dem Entfernen der Wellenreiter das Haar nicht kämmen!

PANNEN-HILFE
Wenn das Haar nach dem Abwickeln von Papilloten & Co in die falsche Richtung fällt: Haare durchkämmen, mit den Händen wild durchwuscheln, eventuell noch etwas antoupieren. Mit einem schönen Haarreif oder Lederbändern aus dem Gesicht halten – oder am Hinterkopf zusammenbinden. Ansätze mit Gel, Gelwachs oder Wachs glatt stylen.

Wellenmacher: Papilloten

Biegsame Stäbchenwickler (Papilloten) bringen besonders viel Spannung ins Haar. In gleichlangem Haar machen sie weiche Wellen; je stufiger der Schnitt, desto krauser die Locken! Und so gehts: Feuchtes Haar möglichst dünn strähnchenweise abteilen. Spitzen glatt über die Papillote legen, Haare aufrollen, Enden zusammenbiegen (oder verknoten). Oder: Papillote auf halber Länge ansetzen, äußeres Ende aufwickeln, dann die Papillote bis zum Ansatz rollen. Dabei kommt es auf akkuraten Sitz nicht an, denn Unregelmäßigkeiten fallen kaum auf. Haare warm trockenföhnen – das kann lange dauern, weil die Luft im Haar so gut wie gar nicht zirkuliert. Schneller gehts unter der Trockenhaube. Oder trockenes Haar mit Festiger anfeuchten, aufwickeln. Geht auch: das Haar auf gefalteten Papiertücher oder Alufolie aufwickeln, über Nacht drauf schlafen. Papilloten erst herausnehmen, wenn das Haar wirklich gut trocken und ausgekühlt ist. Locken nach Wunsch mit Schaumfestiger stylen, mit Spray fixieren.

MINI-CURLS
Haar, das kleingelockt fallen soll, nach dem Entfernen der Papilloten mit einem sehr grobzinkigen Kamm vorsichtig auskämmen, Locken mit Schaumfestiger auf den Fingern in Form zupfen. Für eine dichte Krause zum Auskämmen einen Stielkamm oder eine Bürste nehmen!

Plustert sich das Haar zu stark, Schaumfestiger oder Haarwachs zwischen den Händen verreiben, Locken mit den Händen in die gewünschte Form kneten.

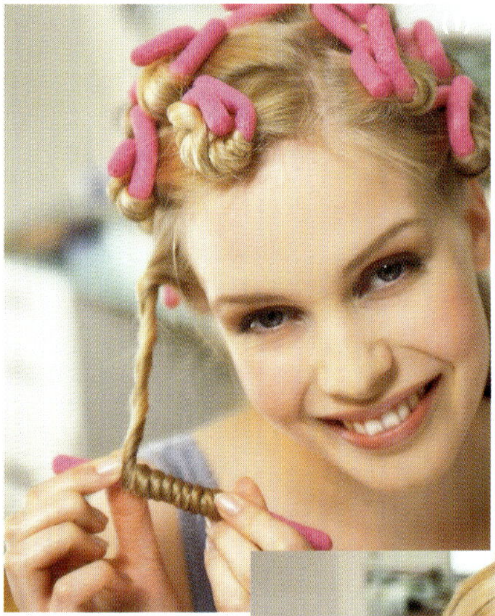

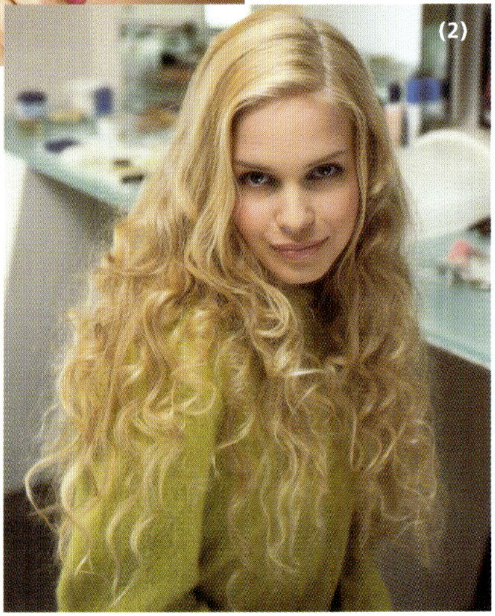

(2)

(1) Noch bauschiger wird das Haar, wenn man die Strähnchen vor dem Aufwickeln in sich kordelt.

(2) Für einen Lockenkranz die Papilloten nur bis zur gewünschten Höhe eindrehen.

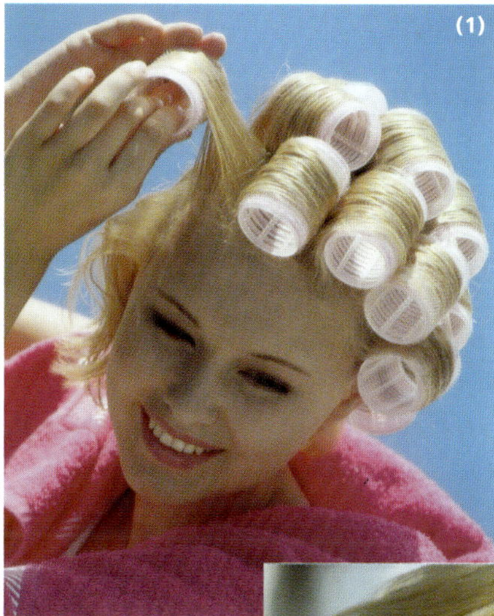

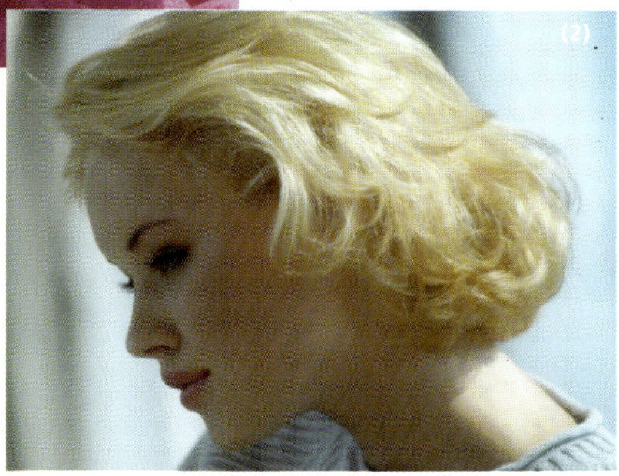

(1) Praktisch: Klettwickler, an denen das Haar von allein haftet. Die abgeteilten Strähnen sollten schmaler sein als der Wickler – nur wenn sie wirklich glatt liegen, bekommt das Haar Spannkraft. Möglichst senkrecht zur Kopfhaut aufrollen!

(2) Für Fülle und Bewegung das Haar nach dem Entfernen der Wickler nach allen Seiten hin durchbürsten. Partien, die zu lockig geworden sind, glatt föhnen – nicht anfeuchten!

Richtig wickeln

Wer das Haar feucht auf Wickler dreht, bekommt entweder haltbare Locken mit viel Sprungkraft – oder Volumen und Bewegung. Dafür braucht man neben den Wicklern einen feinzinkigen Stielkamm zum Abteilen der Strähnen, eine Sprühflasche mit Wasser zum Anfeuchten getrockneter Partien und einen zweiten Spiegel für den Hinterkopf. Gewickelt wird immer von vorn nach hinten – in der Kopfmitte beginnen, am Hinterkopf in Richtung Nacken wickeln. Beim Aufrollen die Strähnen vom Kopf wegziehen. Je fester die Wickler, desto mehr Spannung bekommt das Haar. Man kann die Haare komplett auf Wickler drehen oder nur Partien am Hinterkopf bzw. im Deckhaar. Für einen komplett gewickelten Kopf ist das Trocknen mit dem Föhn recht mühsam. Praktischer sind aufblasbare Plastikhauben – möglichst mit Kaltstufe, die das Abkühlen verkürzt. Das kann sonst bis zu zehn Minuten dauern – erst dann die Wickler herausnehmen und das Haar stylen.

LOCKENWICKLER
Je kleiner der Durchmesser der Wickler und je stufiger das Haar, desto kringeliger und haltbarer die Locken.

Aber auch die Haarlänge entscheidet über den Effekt: Mittelgroße Wickler ergeben in halblangem Haar großzügige Locken, in langem Haar weiche Wellen, in kurzem nur Volumen und Bewegung. Dicke Wickler formen keine Locken, sondern geben nur Volumen und Schwung in den Spitzen.

ALLES ÜBER DAUERWELLEN

Sie zaubern Locken in glatte Haare. Damit das Ergebnis nicht enttäuscht und die Freude lange hält, sollte man wissen was möglich ist – und welche Pflege dauergewelltes Haar braucht

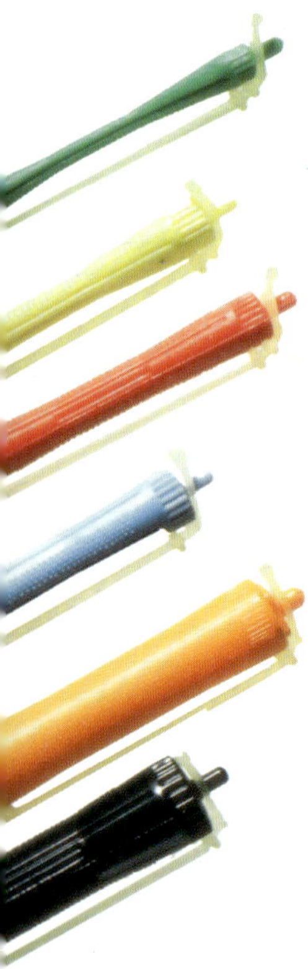

Ob ein Haar glatt oder lockig aus dem Kopf wächst, ist eine Frage der Veranlagung: Sie entscheidet darüber, wie die Molekülketten aus Wasserstoff, Salz und Schwefel im Inneren der Haare miteinander verbunden sind. Die Wasserstoffbrücken werden durch Feuchtigkeit (daher der Name Wasserwelle) gelöst, die Salzbrücken durch Wärme – danach können sie über Wickler & Co kurzfristig neu geformt werden (s. S. 70–75).

Wer glattes Haar hat und von dauerhaften Locken träumt, dem bleibt dafür nur eine Möglichkeit: die Dauerwelle. Denn nur sie kann die Schwefelbrücken lösen und neu schließen, sodass die Locken auch im Haar bleiben. Das Prinzip ist immer gleich: Haare auf Wickler drehen, mit Well-Lotion benetzen, ausspülen und fixieren. Das Ergebnis aber ist von vielen Faktoren abhängig: ■ ***Konzentration*** und pH-Wert der Wellflüssigkeit (von pH 9 für viel Spannkraft bis pH 7 für besonders schonende Umformung) müssen auf das gewünschte Ergebnis, die ■ ***Haarqualität*** (normal, fein, dick) und den ■ ***Haarzustand*** (strapaziert, gefärbt usw.) abgestimmt sein. Auch die ■ ***Einwirkzeit*** beeinflusst das Ergebnis: Sie bestimmt, ob Locken, weiche Wellen oder auch nur Volumen (s. S. 82) entstehen und wie lange die Umformung hält. Verantwortlich für die neue Form der Haare sind aber in erster Linie ■ ***Wickler*** und Wickeltechnik. Von klassischen dünnen Dauerwellwicklern bis zu Papilloten oder speziellen Formen für Zickzackwellen ist alles möglich. Generell gilt: Je dünner die Wickler, desto kleiner wird die Locke und desto mehr Spannkraft bekommt das Haar.

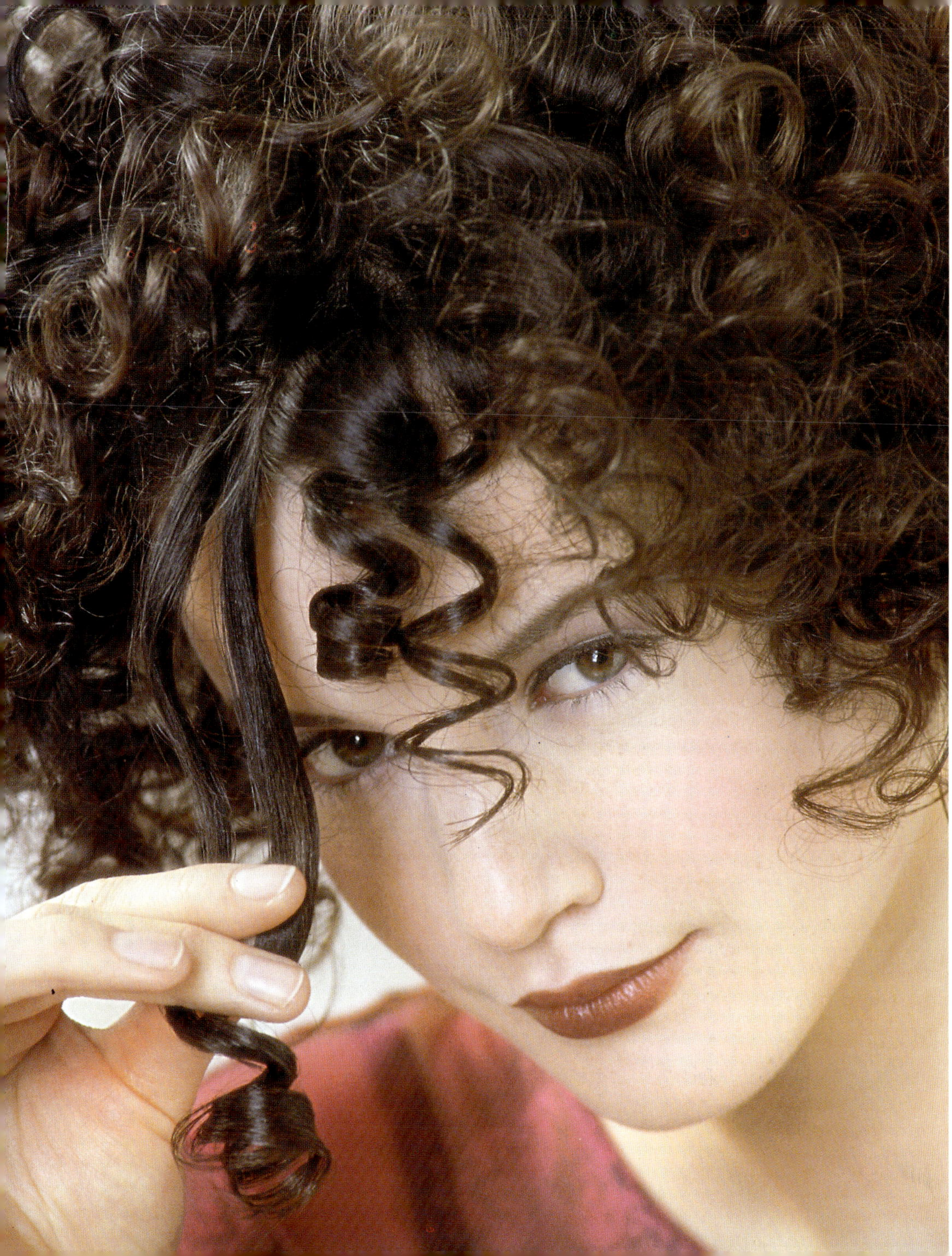

DAUERWELLE
Durch eine Dauerwelle wird das Haar stark verkürzt – deshalb muss es für eine kinnlange Lockenfrisur fast schulterlang sein.

Das Wellergebnis hängt auch vom Schnitt ab: Richtige Locken entstehen nur in stufig geschnittenen Haaren. Für Wellen braucht man gleichlanges oder nur leicht gestuftes Haar.

Zickzacklocken

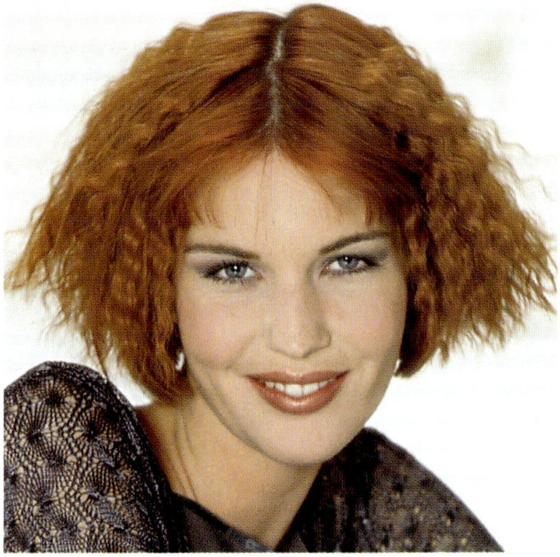

■ ***Welchem Typ steht die Frisur?*** Ein Look für Frauen, die gern auffallen. Die seitliche Fülle passt gut zu ovalen, dreieckigen und schmalen Gesichtern! ■ ***Der Schnitt:*** Das kinnlange Haar wird zum Nacken hin kürzer, ist im unteren Bereich leicht gestuft und mit Zickzackwicklern (s. S. 110 f.) dauergewellt – das hält etwa sechs Wochen. ■ ***Das Styling:*** Haare an der Luft trocknen lassen. Wer keine Dauerwelle will, sprüht das trockene Haar strähnchenweise mit Föhnlotion an und stylt die Zickzackwellen mit einem Kreppeisen.

KRINGEL, LOCKEN ODER WELLEN? Schützt vor Überraschungen: Vorher genau überlegen, was man haben will. Am besten Fotos sammeln und dem Friseur zeigen, damit er weiß, wie das Ergebnis aussehen soll.

Kurze Kringel

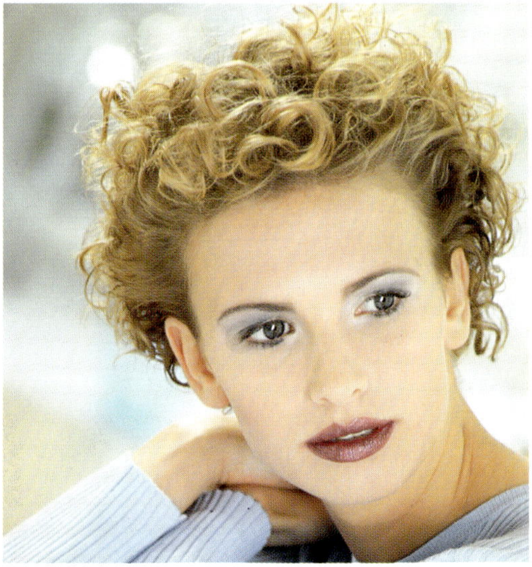

■ ***Welchem Typ steht die Frisur?*** Sie bringt eine schöne Gesichtsform gut zur Geltung und wirkt femininer als glatte Kurzhaarschnitte. ■ ***Der Schnitt:*** Das Haar ist rundum stufig geschnitten – etwa doppelt so lang wie die spätere Frisur – und mit kleinen Wicklern dauergewellt. ■ ***Das Styling:*** Locken-Stylingschaum ins Haar kneten, Haare mit den Fingern zu Locken formen, lufttrocknen lassen. Zurechtzupfen, mit Spray fixieren. Für mehr Spannung das Haar feucht auf kleine Wickler drehen, unter einer Haube trocknen.

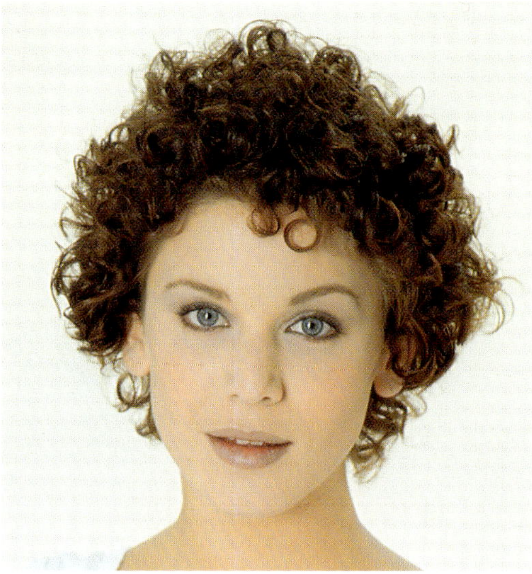

Lockentuff

■ ***Welchem Typ steht die Frisur?*** Romantischen Frauen mit ovalem oder rundem Gesicht und zierlichen Gesichtszügen. Bei allen anderen Gesichtsformen die Ponypartie länger lassen, sodass die Locken die Stirnpartie umspielen. ■ ***Der Schnitt:*** Eine Dauerwelle mit dünnen Wicklern bringt Krissellocken ins durchgestufte Haar. Danach wurde die Nackenpartie kinnlang, die Seitenpartie bis zu den Wangenknochen schräg geschnitten. ■ ***Das Styling:*** Lufttrocknen – oder mit Föhn und Diffusoraufsatz trockenföhnen.

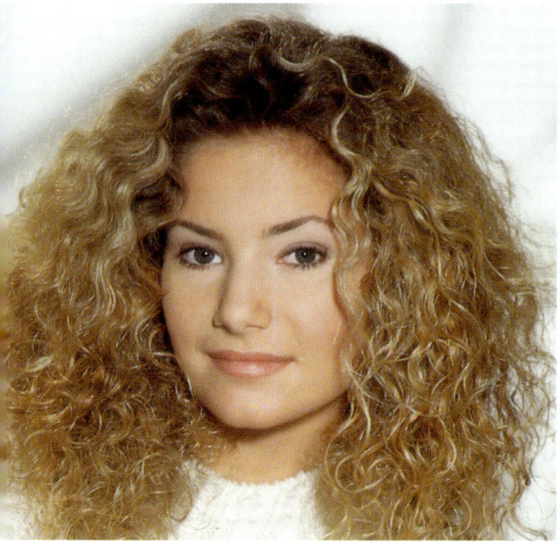

Super-Wellen

■ ***Welchem Typ steht die Frisur?*** Schön für (junge) Frauen, die eine üppige Lockenpracht wollen – sie sollte aber zu den Körperproportionen passen (s. S. 34 f.). ■ ***Der Schnitt:*** Das überschulterlange Haar ist rundum stumpf geschnitten, im unteren Bereich ab Kinnhöhe gestuft und mit kleinen Wicklern dauergewellt. ■ ***Das Styling:*** Sprühkur oder Repair-Stylingschaum ins feuchte Haar kneten und lufttrocknen lassen – oder mit Föhn und Diffusoraufsatz trockenföhnen und mit etwas Creme zwischen den Händen in Form stylen.

FRISCHE DAUERWELLEN ein bis zwei Tage nicht waschen, damit das Haarkeratin sich wieder verfestigen kann.

Die Sprungkraft der Locken lässt nach zwei Wochen bis zu 20 % nach. Deshalb bei zu stark geratenen Dauerwellen einfach etwas abwarten und in der Zeit die Locken feucht auf Wickler stylen.

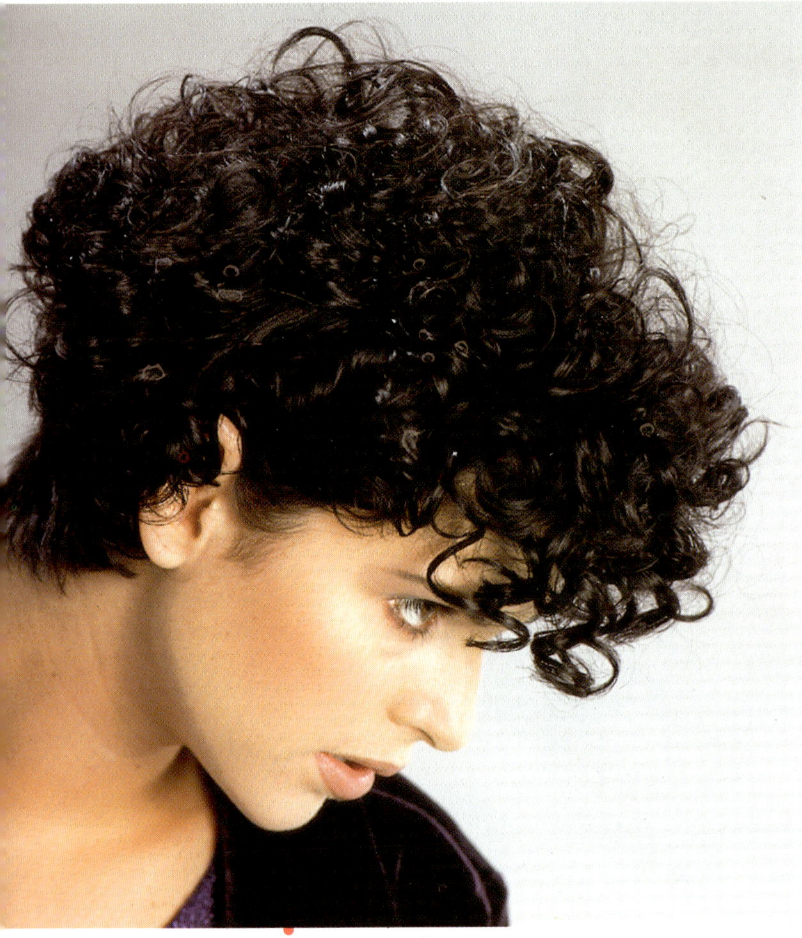

ÜPPIGE LOCKEN
im Deckhaar, die die Stirn locker umspielen, und eine kurz gestufte Nackenpartie sind ideal für lange Gesichter.

Das richtige Styling machts

Es ist ein Irrtum zu glauben, dass Dauerwellen Styling überflüssig machen. Nur Kringellocken oder Wellen kann man an der Luft oder mit Föhn und Diffusoraufsatz trocknen. Für großzügigere Locken oder Korkenzieher muss das dauergewellte Haar meist feucht auf Wickler aufgedreht oder trocken mit einem Lockenstab gestylt werden. Die Locken sind dann aber viel stabiler als in glattem Haar!

Wenn die Welle rauswächst

Die erste Dauerwelle ist meist problemlos – weil sie das Haar aber immer strapaziert, verkraften die meisten Haartypen keine zweite oder gar dritte Komplett-Welle. Den nachwachsenden Ansatz kaschiert eine neuer Schnitt. Ist die Welle zu einem Drittel herausgewachsen, kann man mit einem 2-Phasen-Präparat eine neue Welle machen lassen. Alternative: Eine Ansatzwelle, bei der das gelockte Haar nicht mitgewickelt oder mit Kur und Folie besonders geschützt wird. Wickelt man das Haar bei der ersten Dauerwelle nicht senkrecht zur Kopfhaut, sondern in Wuchsrichtung (s. S. 110 f.), fällt der nachwachsende Ansatz weniger auf!

PFLEGE-TIPPS FÜR DAUERWELLEN

- *Intensiv-Pflege* ist angesagt – am besten mit Produkten für dauergewelltes Haar. Nur extramilde Shampoos nehmen; am schonendsten ist eine Ansatzwäsche (s. S. 60). Außerdem: Spülung/Sprühkur nach jeder, Kuren nach jeder vierten Wäsche, Anti-Spliss-Fluid für die Spitzen.
- *Zum Entwirren* der nassen und trockenen Haare nur Spezialkämme mit extrabreiten Zinken verwenden.
- *Alles vermeiden,* was austrocknet: Wind, Salz- und Chlorwasser (sofort ausspülen) starke Hitze beim Stylen. Besonders feuchtes Haar in der Sonne mit UV-Filtern schützen.
- *Saure Spülungen* (s. S. 111) erhöhen den pH-Wert des Haares – er wird beim Wellen (wie beim Blondieren, s. S. 97) verschoben.

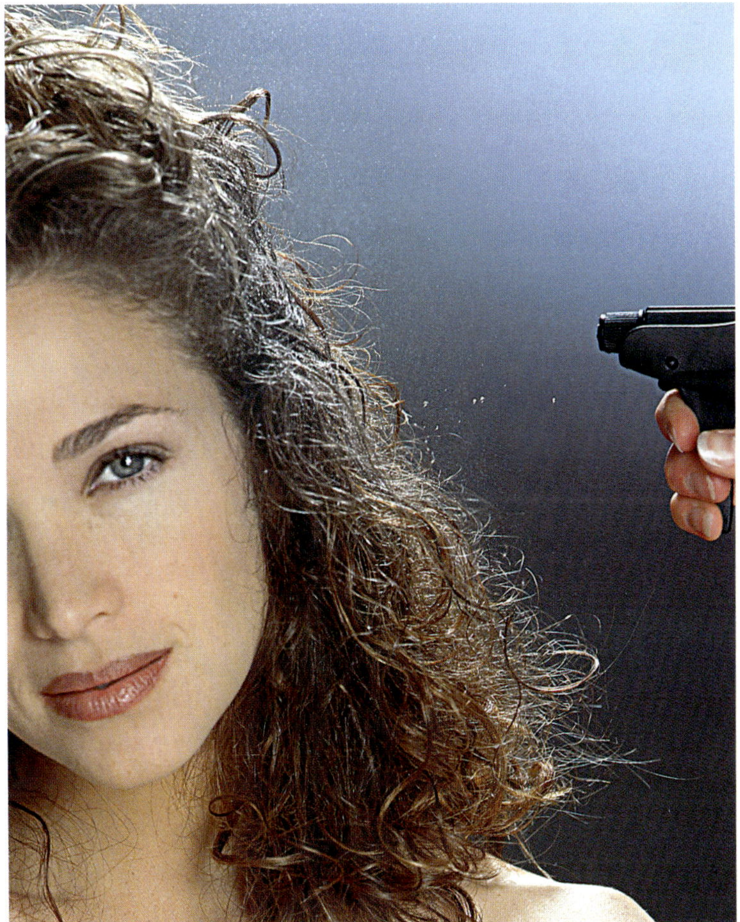

PFLEGE für feines, dauergewelltes Haar: Feuchtigkeitssprays mit Pflegestoffen, die die Locken nicht zu stark beschweren.

Wellen und mehr Volumen

Eine Dauerwelle muss nicht immer lockig sein. Volumenwellen geben dem Haar einfach mehr Spannkraft und Fülle – und sorgen dafür, dass das Styling endlich richtig hält

Wenn das mühsam hineingeföhnte Volumen oder die Außenwelle schon nach kurzer Zeit wieder schlapp machen, kann eine leichte Dauerwelle – Volumenwelle genannt – helfen. Sie macht das Haar griffiger, fülliger und gibt mehr Spannung. Nebeneffekt: Fettiges Haar wird durch eine Volumenwelle etwas ausgetrocknet! In der Regel ist die Dauerwellflüssigkeit für Volumenwellen milder und die Einwirkzeit kürzer, sodass weniger Schwefelbrücken aufgebrochen werden. Da Feuchtigkeit und Wärme beim Waschen und Stylen das Haar glatter machen (auch dauergewellte Lockenköpfe verlieren mit der Zeit an Spannkraft) hält der Effekt nur etwa ▪ ***6–8 Wochen***. Das strapaziert die Haare nicht so stark, außerdem hat man keinen Stress mit dem nachwachsenden Ansatz.

Wie das Haar nach dem Fixieren aussieht, bestimmt die Wickeltechnik: Bei der ▪ ***Ansatzwelle*** werden entweder die Spitzen gar nicht mitgewickelt oder mit Kur und Plastikfolie vor der Wellflüssigkeit geschützt. Das Aufdrehen formt das Haar senkrecht zur Kopfhaut, so bekommt es am Ansatz mehr Fülle und Stand. Wird das Haar komplett auf ▪ ***große Wickler*** gedreht, fällt es schwungvoller und fülliger, und eingelegte Locken halten länger. Bei ▪ ***Teil-Volumenwellen*** werden einzelne Partien gezielt geformt: Für eine ▪ ***fülligere Hinterkopfpartie*** setzt man am Hinterkopfwirbel ein paar dicke Wickler; für mehr ▪ ***Schwung in den Spitzen*** wird die untere Partie auf mittelgroße Wickler gedreht. Andere Möglichkeit: Dauerwellcreme (s. S. 111) nur dort aufs Haar geben, wo Umformung gewünscht wird und das Haar mit Clipsen, Papilloten oder den Händen formen.

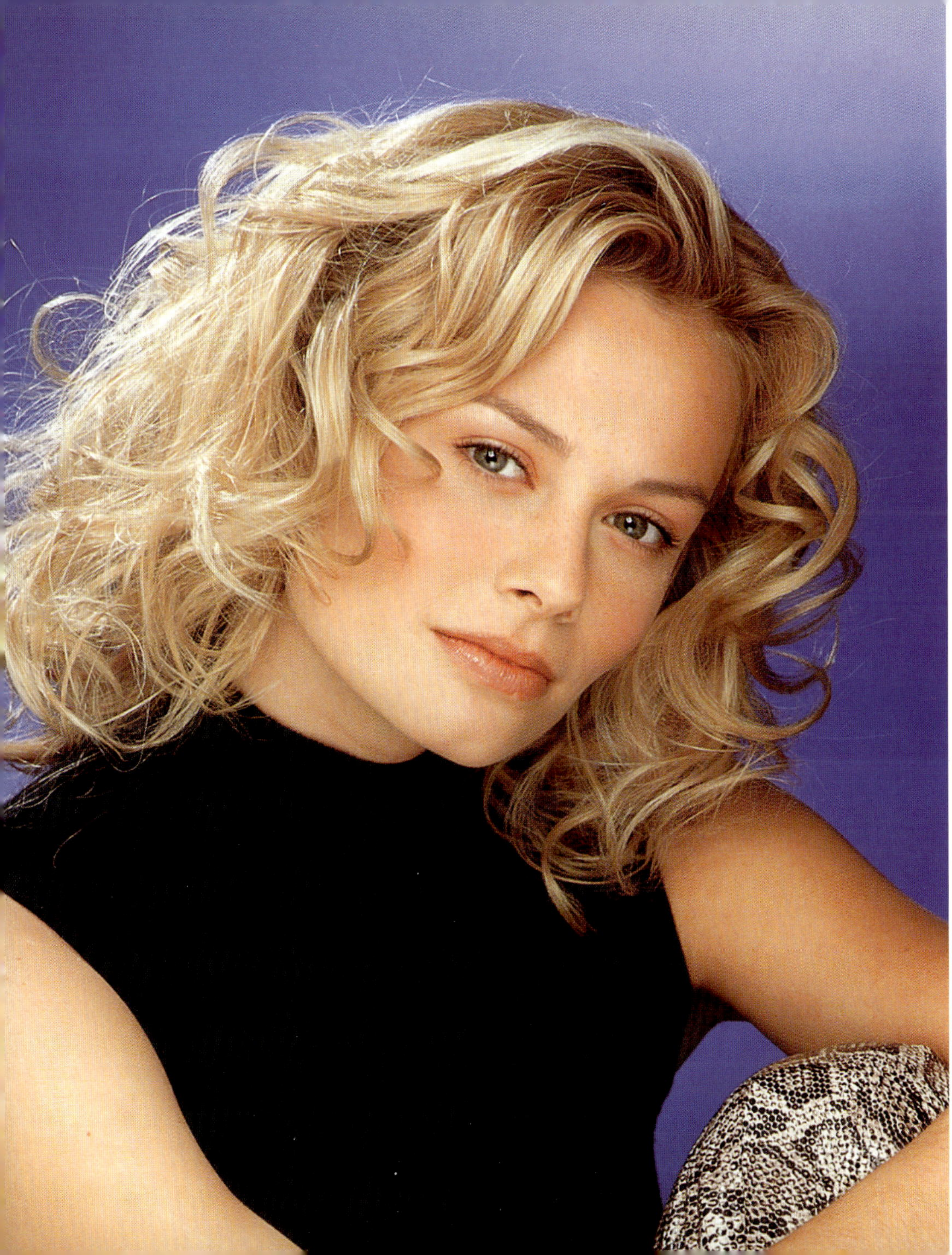

WEICHE WELLE
Eine Dauerwelle kann den Traum von weichen Wellen wahrmachen. Das Haar fällt dann allerdings nach dem Trocknen nicht von allein so in Form. Zum Stylen feucht auf mittelgroße Wickler drehen, unter der Haube trocknen, gut auskühlen lassen, zurechtzupfen und mit Spray fixieren.

VOLUMEN-WELLEN korrigieren die Frisur fast unsichtbar – und zaubern mehr Schwung und Fülle ins Haar.

Bewegte Fülle

▪ ***Welchem Typ steht die Frisur?*** Die fransigen Konturen schmeicheln eckigen oder kantigen Gesichtern. ▪ ***Der Schnitt:*** Das Haar ist vom Mittelscheitel aus in runder Kontur von der kinnlangen Nackenpartie rund ums Gesicht geschnitten und ab Augenhöhe gestuft. Eine Volumenwelle mit großen Wicklern gibt feinem oder normalen Haar mehr Stand und Fülle. ▪ ***Das Styling:*** Haare über Kopf vorföhnen, Deckhaar und Pony über eine dicke Rundbürste nach innen stylen. Mit Stylingcreme Struktur ins Haar bringen.

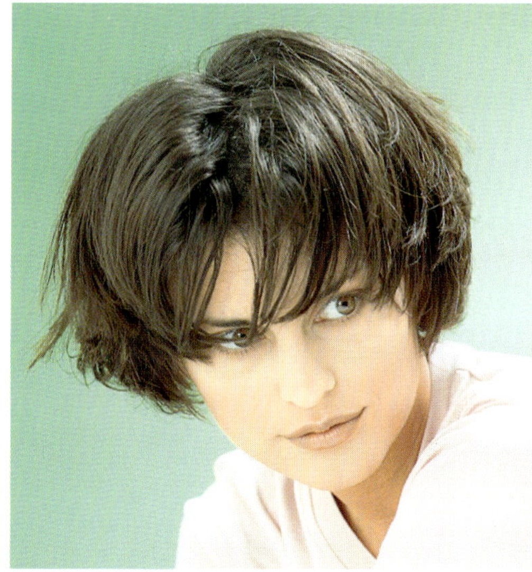

Spitzen-Welle

▪ ***Welchem Typ steht die Frisur?*** Sie wirkt frisch und jung, betont mädchenhaft. ▪ ***Der Schnitt:*** Ein kinnlanger, in den Spitzen durchgestufter Bob, der nach hinten nur wenig kürzer wird. Eine Teilwelle mit mittelgroßen Wicklern gibt der Außenwelle Stand. ▪ ***Das Styling:*** tiefen Seitenscheitel ziehen. Einen Klecks Schaumfestiger oder Repairschaum einkneten, Haare über eine große Rundbürste am Oberkopf volumig föhnen; Spitzen über eine mittlere Rundbürste nach außen stylen. Frisur mit Spray fixieren.

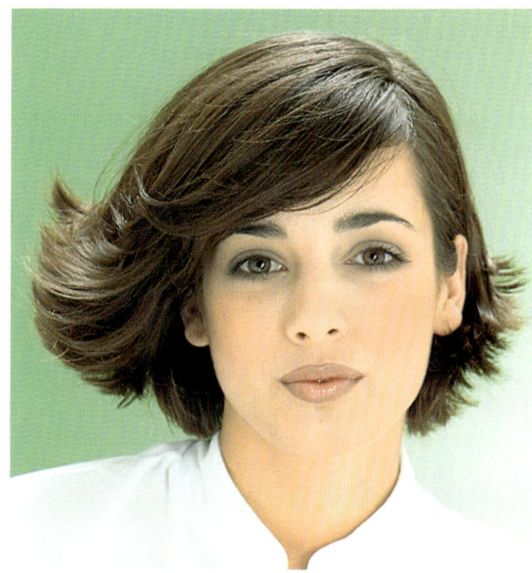

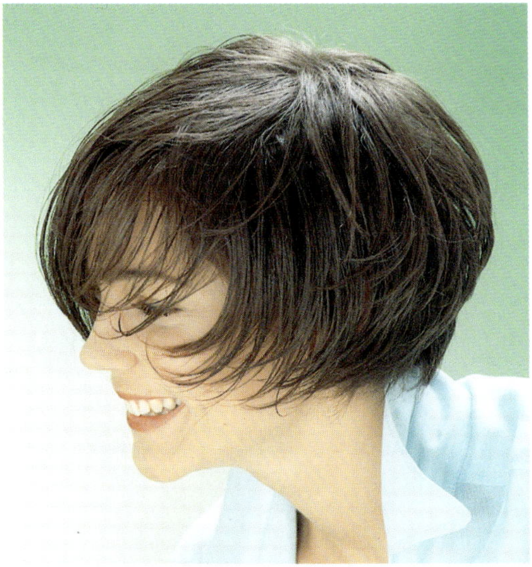

Fransen-Bob

■ ***Welchem Typ steht die Frisur?*** Sie betont ein edles Profil, macht einen schönen Hinterkopf und steht sportlich-eleganten Frauen. ■ ***Der Schnitt:*** Ein oval geschnittener Bob – hinten kinn-, vorn nasenspitzenlang – mit angestuftem Nacken und fransigen Konturen. Eine Teildauerwelle mit vier großen Wicklern lässt den Hinterkopf fülliger wirken. ■ ***Das Styling:*** Seitenscheitel ziehen, Hinterkopfpartie strähnenweise über eine Rundbürste füllig föhnen. Konturen flach trockenpusten, mit Gel zwischen den Fingern fransig strukturieren.

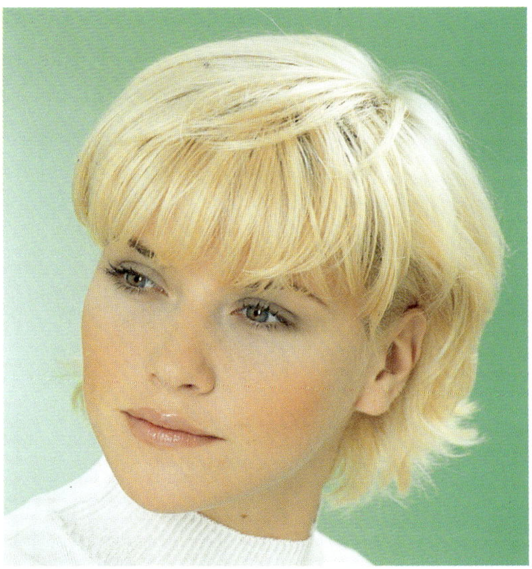

Short-Cut

■ ***Welchem Typ steht die Frisur?*** Die Kombination aus Blondierung und Volumenwelle bringt viel Fülle, ist aber nur bei kurzem Haar möglich und verlangt viel Pflege. ■ ***Der Schnitt:*** Das lange Deckhaar mit fransigem Pony reicht in der Seitenpartie bis zur Mitte der Ohren; die gestufte Nackenpartie ist kinnlang. Eine Ansatzwelle sorgt für viel Stand am Oberkopf! ■ ***Das Styling:*** Pflegenden Stylingschaum einkneten, Haare beim Föhnen mit den Fingern knautschen. Nach dem Trocknen mit Stylingcreme glänzend stylen.

EXTRA-PFLEGE
Auch wenn sie sanfter ist als eine echte Dauerwelle, strapaziert die Volumenwelle das Haar. Deshalb möglichst nicht täglich die Haare waschen, nach jeder zweiten Wäsche eine Spülung und alle zwei bis drei Wochen eine Kur verwenden. Bei Teildauerwellen in den Längen regelmäßig Spitzenfluids einkneten!

STYLING – HÄLT IN FORM

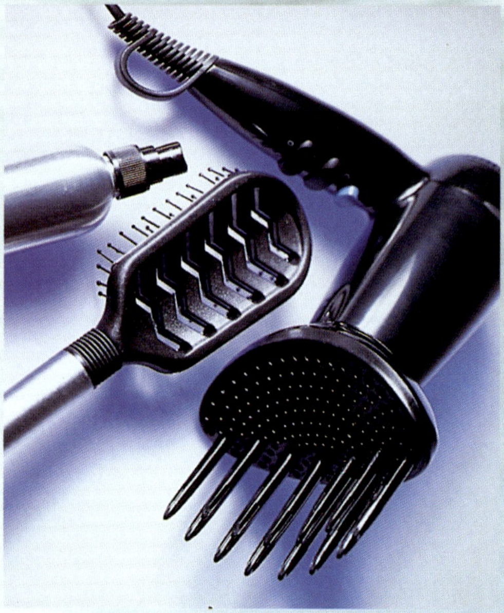

STYLING-HILFEN Föhn, Diffusor, Bürsten & Co – starke Teams für schönes Haar

Richtig föhnen

So klappt das Styling:

- Je geringer die Distanz, desto höher die Temperatur, deshalb immer einen Abstand von 20 cm halten.
- Optimal zum Trocknen und Stylen: ein Föhn mit drei Stufen – eine Hochleistungsstufe zum Vortrocknen, eine mittlere zum Stylen und eine Kaltstufe zum Abkühlen.
- Damit Natur- und Dauerwellen beim Trocknen nicht verwirbeln, braucht man einen Diffusoraufsatz, der den Luftstrom in ein Lüftchen verwandelt. Zum Formen die Haare strähnchenweise hineinlegen – oder beim Föhnen mit den Fingern knautschen.
- Für empfindliches Haar sollte der Föhn mindestens 2000 Watt haben – je kräftiger das Gebläse, desto niedriger können die Temperaturen sein.
- Föhnstrahl immer von oben nach unten lenken, damit die Schuppenschicht sich glatt anlegen kann.

Volumen-Tricks

Föhn & Bürste – ein gutes Duo für mehr Fülle:

- Mit dem Styling immer erst im gut feuchten Haar anfangen – klatschnass lässt es sich nicht formen!
- In halblanges und langes Haar Festiger einkneten und über Kopf vorföhnen.
- Dann partienweise in Form föhnen: Mit den unteren Haaren beginnen, restliches Haar auf dem Oberkopf festclipsen. Strähnen vom Ansatz mit leichter Spannung in Wuchsrichtung über eine Rundbürste ziehen.
- Erst mit der nächsten Strähne anfangen, wenn die letzte wirklich trocken und (eventuell mithilfe der Kaltstufe) abgekühlt ist.
- Kurzes Haar erst in Form föhnen und zum Schluss die Haare mit vorgebeugtem Kopf föhnen und gegen den Strich bürsten.
- Für Strubbelfrisuren das Haar beim Föhnen mit den Fingern oder einer Skelettbürste nach oben ziehen.

UND BRINGT GLANZ

Für Halt und Fülle: Festiger & Haarspray

Beide bestehen größtenteils aus Kunstharzen, die sich wie eine feine Hülle um jedes Haar legen.

■ Festiger (flüssig oder als Schaum) machen die Haare in erster Linie besser kämmbar und griffiger.

■ Sprays bieten Halt (von mittel bis extrastark), Glanz und Schutz der gestylten Frisur vor Sonne, Wind und Feuchtigkeit.

■ Haarlack gibt sehr viel Glanz und starken Halt.

■ Weil der Film durch Verdunstung von Alkohol entsteht, können alle Festiger leicht austrocknen.

■ Um das Haar in den Spitzen nicht zu beschweren, Festiger und Spray möglichst nur auf die Ansätze sprühen bzw. einkneten.

■ Festiger sind zur Anwendung im feuchten, Spray für trockenes Haar gedacht. Man kann Spray aber auch zum Stylen ins feuchte Haar geben oder trockenes Haar mit Festiger stylen.

Gibt extra Halt: Gel

Gele sind auf Wasser basierende, verdickte Festiger, die die Haare regelrecht miteinander „verkleben".

■ Das gibt Stehponys und Strubbelfrisuren Stand und Halt, ist ideal zum Legen von Ansatzwellen, Zwirbeln von Ponyfransen oder fransigen Konturen.

■ Gele machen die Haare ziemlich hart, deshalb nur sparsam verwenden.

■ Wet-Gele enthalten viele wasseranziehende Bestandteile, manchmal auch noch Öle. Dadurch lassen sie das Haar feucht glänzen und festigen nicht ganz so stark.

■ Es gibt sie zur Anwendung im feuchten oder trockenen Haar; man kann die ganze Frisur damit behandeln oder nur einzelne Partien: einkneten oder einkämmen, Frisur mit Fingern oder Kamm modellieren.

■ Am schönsten ist der Wet-Look in dichtem, dunklem Haar – blondes Haar wirkt damit eher schmuddelig und strähnig.

Für schönen Glanz: Wachs & Cremes

Auch fetthaltige Produkte „verkleben" die Haare, geben weniger Stand und Fülle – dafür aber einen schönen Glanz.

■ Styling-Wachs besteht aus pflanzlichen oder mineralischen Fetten; manchmal enthält es auch Gold- oder Silberpartikelchen.

■ Das Fett gibt Glanz und macht das Haar weich, sodass es sich gut formen und modellieren lässt.

■ Wachs ist für trockenes, dichtes und lockiges Haar am besten geeignet. Damit es die Frisur nicht strähnig und klebrig macht: nur eine winzige Menge zwischen den Händen verreiben und übers Deckhaar streichen oder die Locken kneten.

■ Styling-Cremes und Gel-Wachse bestehen aus Fett und Wasser, glänzen so schön wie Wachs, festigen aber stärker. Sie sind leichter anzuwenden als pures Wachs, sollen aber auch sparsam dosiert werden.

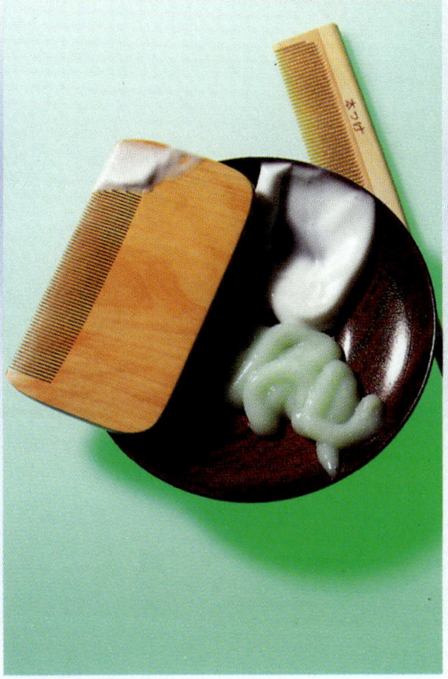

STYLING-PRODUKTE kann man auch selbst zusammenstellen: für ein Gelwachs Wachs und Gel im Verhältnis 1:2 mischen.

Workshop

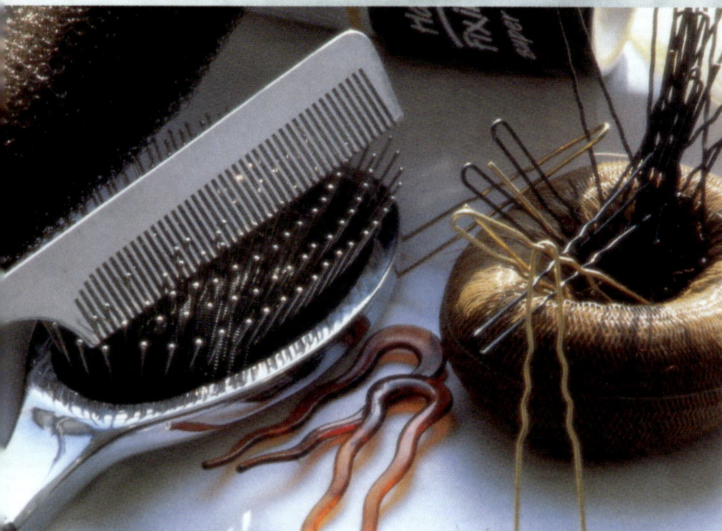

Frisier-Zubehör
Damit klappt das Stecken garantiert:

- Gewellte Klammern (auch „Bananenklemmen" genannt) geben Halt: Etwa einen Zentimeter gegen die Steckrichtung einschieben, im Haar in die richtige Richtung drehen, feststecken.
- Unentbehrlich: ein Toupierkamm!
- Mogeln erlaubt: Haarteile, Kunsthaarsträhnen und Chignons zaubern geschickt mehr Fülle.

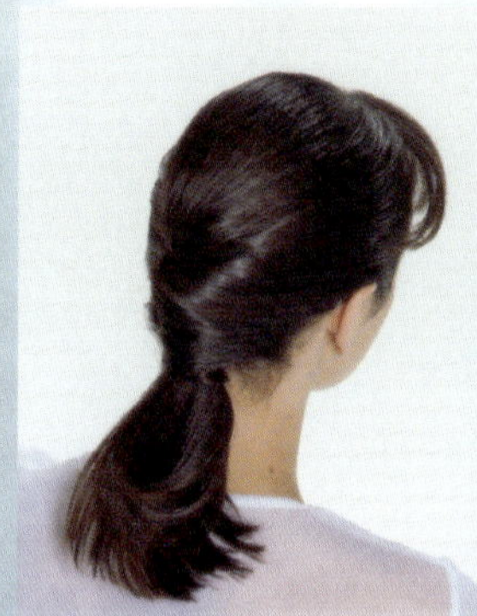

Raffiniert eingeschlagen
Ein schöner Look für überschulterlanges Haar:

- Haar zum lockeren (!) Pferdeschwanz binden.
- Zwei Finger von unten direkt am Kopf hinterm Gummi durch die Haare schieben, sodass die Fingerspitzen oberhalb des Gummis herauskommen.
- Pferdeschwanz greifen, zwischen den beiden Fingern hinter dem Gummi nach unten durchziehen.
- So entsteht ein Einschlag, der das Gummi verdeckt. Ab und zu kontrollieren, ob nichts verrutscht.
- Mit einem „Pony Tail Twister"gehts leichter.

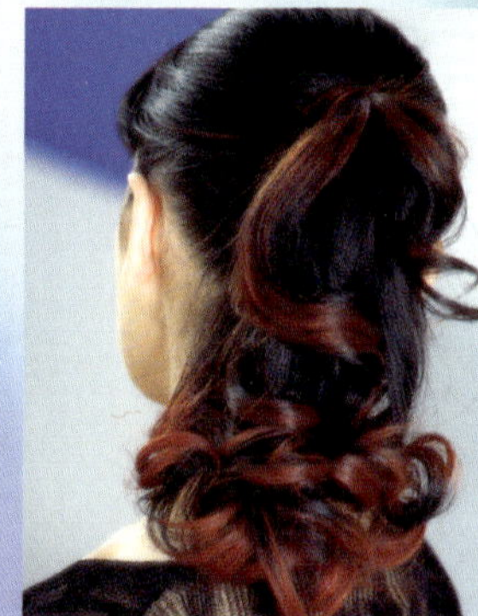

Farb-Effekte
Farbige Strähnen machen einen schlichten Pferdeschwanz zum Blickfang:

- Für dauerhafte Effekte rote Blocksträhnen einfärben. Haare über einen Lockenstab kringelig stylen, hoch am Oberkopf zum Pferdeschwanz binden, Locken auskämmen.
- Für einen Tag kann man die farbigen Hingucker auch mit Haarmascara aufpinseln.
- Mehr Volumen geben Kunsthaarsträhnen: Haare zum Zopf binden, lockig stylen. Lockige Kunsthaarsträhnen um das Gummi wickeln, feststecken.

STECKFRISUREN

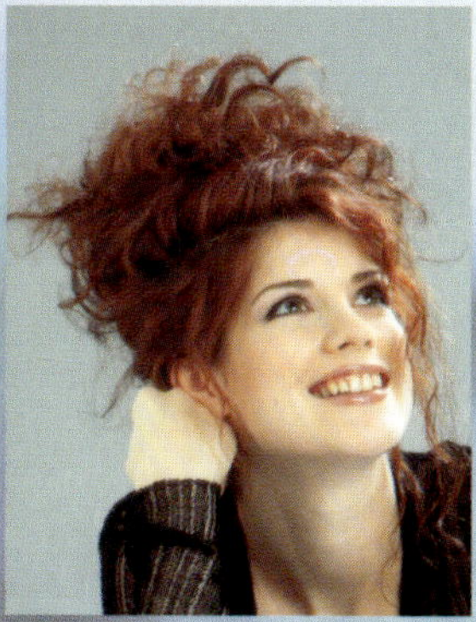

Locker gesteckt
In lockigem Haar wirken lockere Steckfrisuren besonders schön – es sollte mindestens schulterlang sein:
- Kopf vorbeugen, die langen Haare zusammenfassen, leicht einschlagen und auf dem Oberkopf mit langen Nadeln feststecken.
- Mit dem Stielkamm einige Strähnen herausziehen. Locken verwuscheln, eventuell etwas antoupieren.
- Alternative für glattes, langes Haar: Haare am Ansatz antoupieren, strähnenweise in sich nach oben zwirbeln, auf dem Oberkopf locker feststecken und mit Spray fixieren.

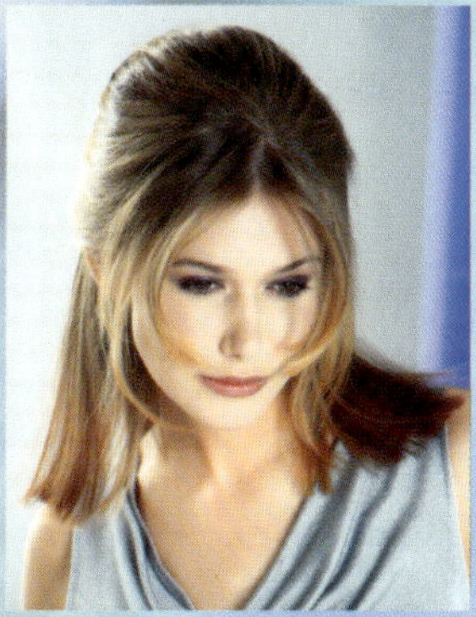

Edel & easy
Diese Frisur im Sixties-Look ist schnell gestylt und macht einen besonders schönen Hinterkopf:
- Einen kurzen Mittelscheitel ziehen. Haare am Hinterkopf stark antoupieren: strähnchenweise hochnehmen, unterm Deckhaar mit einem Toupierkamm gegen den Strich schieben. Zum Schluss das Deckhaar vorsichtig glatt kämmen, mit Haarspray fixieren und bis auf ein paar seitliche Strähnen mit einer Spange am Hinterkopf feststecken.

Halbe Banane
Eine edler Look für Frauen mit überschulterlangen, sehr vollen Haaren:
- Oberkopfpartie etwa fünf Zentimeter über den Ohren am Hinterkopf zum Pferdeschwanz abbinden.
- Das übrige Haar nach hinten kämmen und tiefer am Hinterkopf mit einem Gummi straff abbinden.
- Aus dem oberen Pferdeschwanz eine Strähne ziehen, um das Gummi wickeln und feststecken. Restliche Haare über die Handkante zur Banane einschlagen, sodass der Ansatz des unteren Zopfes verdeckt wird, und mit gewellten Klammern unsichtbar feststecken. Tipp: für mehr Fülle ein Chignon in die Banane schieben und mit feststecken.
- Haaransatz mit wenig Wachs oder Gelwachs zwischen den Handflächen glatt und glänzend stylen.

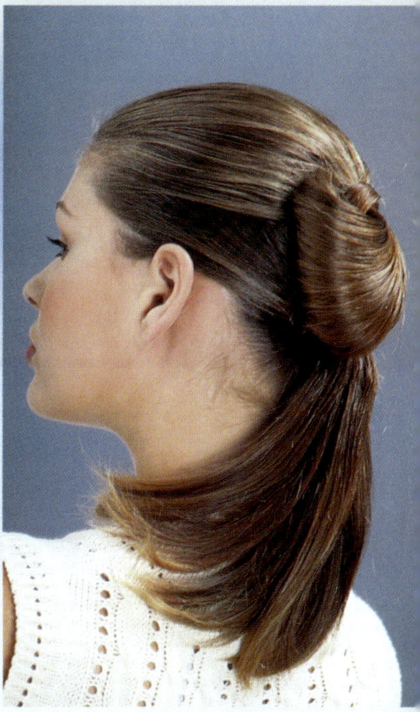

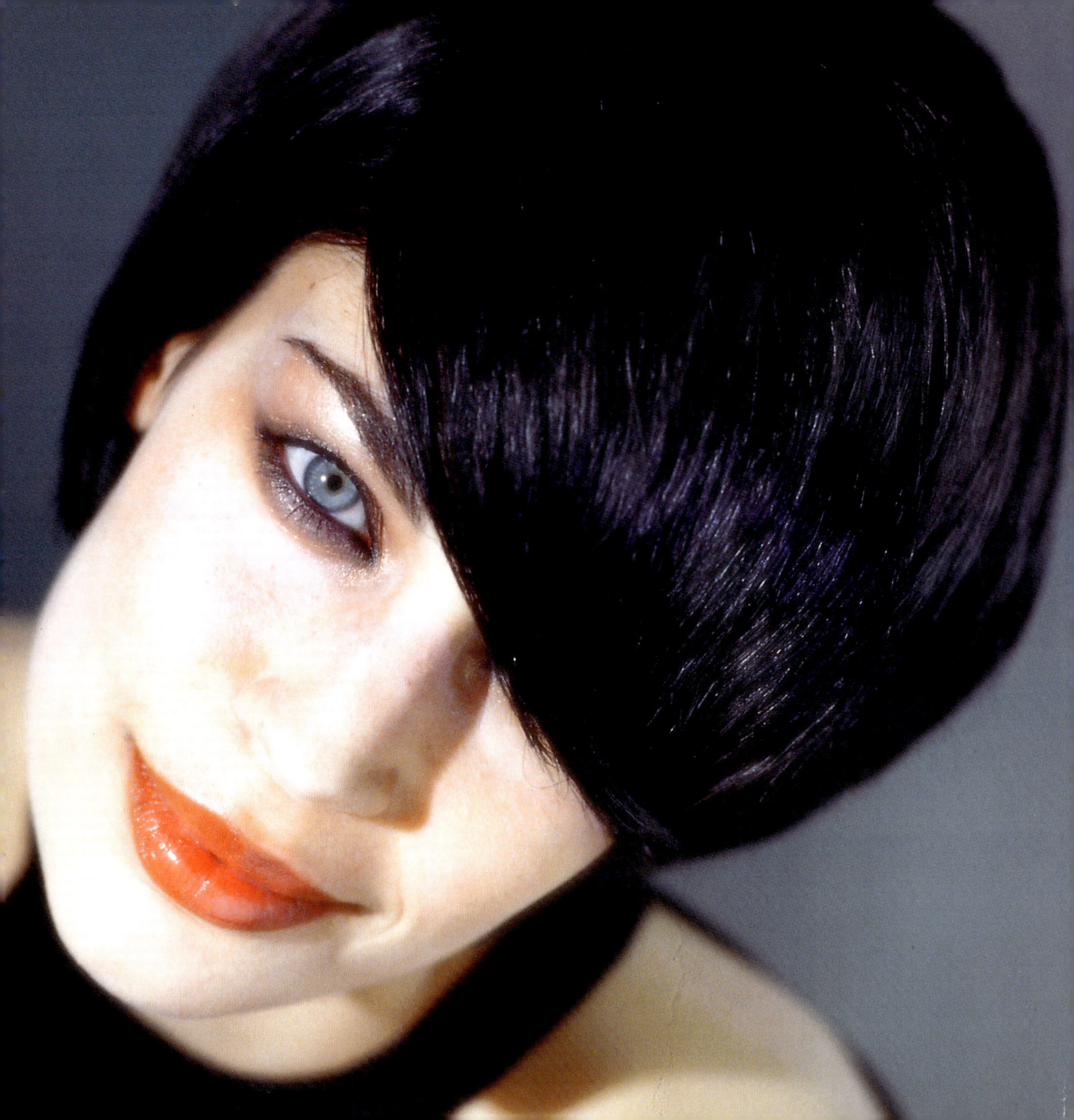

HAARE IN FARBE

DEN RICHTIGEN FARBTON FINDEN
ALLES FÜR EIN STRAHLENDES BLOND
EIN ECHTER HINGUCKER: ROT
WORKSHOP: SELBER TÖNEN & FÄRBEN

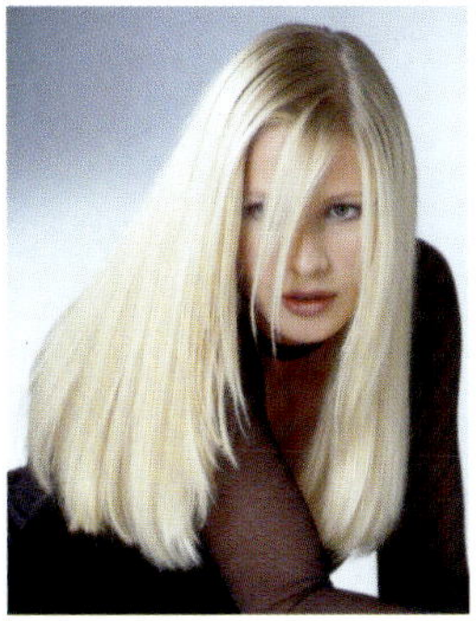

Welche Farbe passt zu mir?

Haarfarben sollten zum Teint passen – schließlich bilden sie den Rahmen fürs Gesicht. Wie aber findet man heraus, was für ein Typ man ist – und welche Farben dazu gut aussehen?

Welche Haarfarbe steht mir? Diese Frage lässt sich oft nur schwer beantworten und ist bei allen Hilfen, die geboten werden, auch vom Farbempfinden der Berater abhängig. Dennoch gibt es ein paar Regeln zu Hauttönen, Harmonien und Kontrasten, die die Wahl der Farbnuance erleichtern können.

Kalt oder warm?

Die verschiedenen ■ ***Hauttöne*** entstehen aus den natürlichen Farbstoffen Hämoglobin, Karotin sowie den schwarz-braunen (Melanin) und gelb-roten (Eumelanin) Pigmenten, die auch für die Farbe der Haare verantwortlich sind. Je nachdem, ob der „kalte" blaue Blutfarbstoff Hämoglobin oder das „warme" gelborange Karotin überwiegt, ist der Hautton eher warm oder eher kühl. Frauen mit Sommersprossen haben viel rot-gelbes Eumelanin und deshalb fast immer einen warmen Teint. Bei den meisten aber lässt sich der Hautunterton nicht so leicht feststellen. Anhaltspunkte bietet die Farbberatung nach ■ ***Jahreszeiten-Typen:*** Der Teint von „Sommer/Winter" ist kalt, von „Herbst/Frühling" warm. Wers genau wissen will, lässt in einer Parfumerie einen ■ ***Hautton-Test*** machen (s. S. 111). Andere Möglichkeit: ■ ***Silber- und Goldfolie*** ans Gesicht halten. Bei kühlen Typen sieht Silber, bei warmen Gold besser aus.

Wer seine Farbrichtung gefunden hat, kann die Haarfarbe passend dazu auswählen. Zu ■ ***kühlem Teint*** passen aschige oder silbrige Töne, pudrige Brauntöne, bläuliches Rot, Blauschwarz, Violett – aber auch Goldblond. Schön zu ■ ***warmen Hauttönen:*** gold-rote Nuancen wie Kupfer oder Goldbraun.

Harmonie oder Kontrast

Im Haar entscheidet die Menge des schwarzbraunen Melanins darüber, ob sie dunkel oder hell sind – bei der Haut auch. Deshalb sollte die neue Haarfarbe nicht nur zum Teint, sondern auch zu den ▪ ***Kontrasten*** passen, die man zwischen Haut und Haaren von Natur aus hat. Denn helle und dunkle Töne wirken anders: Dunkle Haarfarben machen die Gesichtzüge zwar prägnanter, „schlucken“ aber auch Unregelmäßigkeiten im Teint. Deshalb wirken Frauen mit dunklem Teint und dunklen Haaren, die sich blondieren lassen, danach oft im Gesicht irgendwie „fleckig“. Helle Farben schaffen weiche Konturen – daran liegts, dass Blondinen mit einer „falschen“ dunklen Haarfarbe um einiges älter aussehen können. Bei ▪ ***Farbberatungen von Friseuren*** werden die Nuancen deshalb noch in helle und dunkle oder in Kontrast- und Harmonie-Typen eingeteilt (s. S. 111). Wer mit seiner neuen Farbe möglichst natürlich aussehen möchte, kann bei stärkeren Kontrasten zwischen Haut und Haar die Nuance bis zu drei Stufen heller oder dunkler färben. Frauen mit weicheren Kontrasten sollten sich dabei lieber auf zwei Nuancen beschränken.

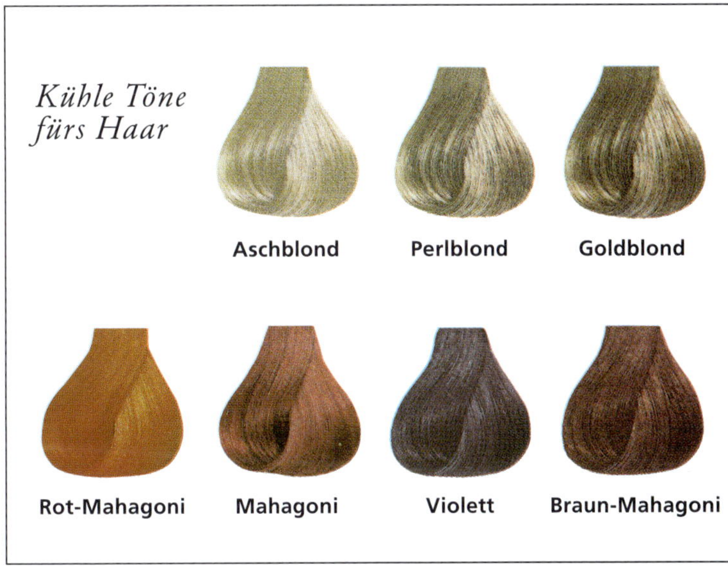

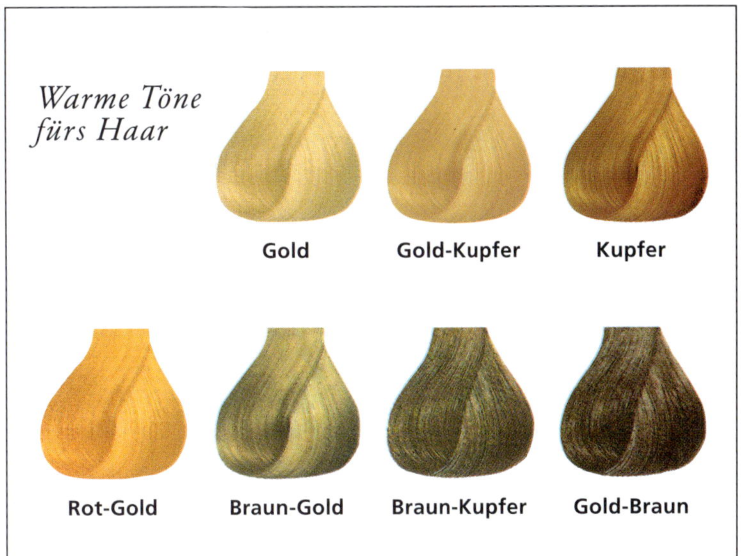

STRAHLEND SCHÖN – BLONDES HAAR

Blond hat auf viele Frauen immer noch die stärkste Anziehungskraft – zumindest in Nordeuropa. Vielleicht liegt das daran, dass hier die meisten Naturblondinen zu Hause sind?

Etwa 70 Prozent aller Frauen in Deutschland sind hell bis dunkelblond. Da die meisten Blondtöne aber eher „aschig" sind, wirken sie oft sogar dunkler als warme, rotgoldene Brauntöne – und entsprechend ausdruckslos. Kein Wunder, dass die Besitzerinnen dieser „straßenköterfarbenen" Naturtöne sich eine aufregendere Haarfarbe wünschen – dabei ist der am häufigsten geäußerte Wunsch immer noch ein helles, strahlendes Blond.

Softe Goldreflexe

Spülungen mit Kamille machen blondes Haar noch blonder – das behaupteten zumindest unsere Urgroßmütter. Sie tun es aber leider nicht. Es passiert lediglich Folgendes: die Gelbpigmente der Kamille lagern sich ans Haar und geben ihm leichte ■ ***Goldreflexe***. Zimt, Hopfen und Kurkuma haben einen ähnlichen Effekt und sind deshalb neben der Kamille Bestandteil von ■ ***Pflanzenfarben*** für blondes Haar, die stärkere Reflexe geben als Kamille pur und das Haar dabei auch noch glänzend pflegen. Der Umgang mit Pflanzenfarben für blondes Haar, das nicht rot werden soll, ist allerdings eine Kunst für sich. Chemisch behandeltes, gefärbtes oder um mehr als eine Nuance heller blondiertes Haar mit diesen Produkten zu behandeln ist nicht immer möglich. Wenn doch, erfordert es viel professionelles Geschick und ist immer eine Sache für den Friseur (s. S. 111). Weniger aufwendig sind hier ■ ***Farbshampoos, Spülungen*** oder ■ ***Waschtönungen,*** die ebenfalls Goldreflexe ins Haar bringen. Je öfter man sie verwendet, desto intensiver ist der Effekt – aufhellen können sie aber nicht!

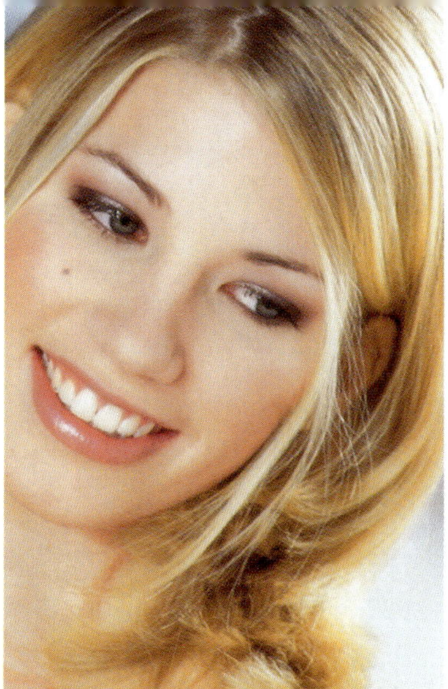

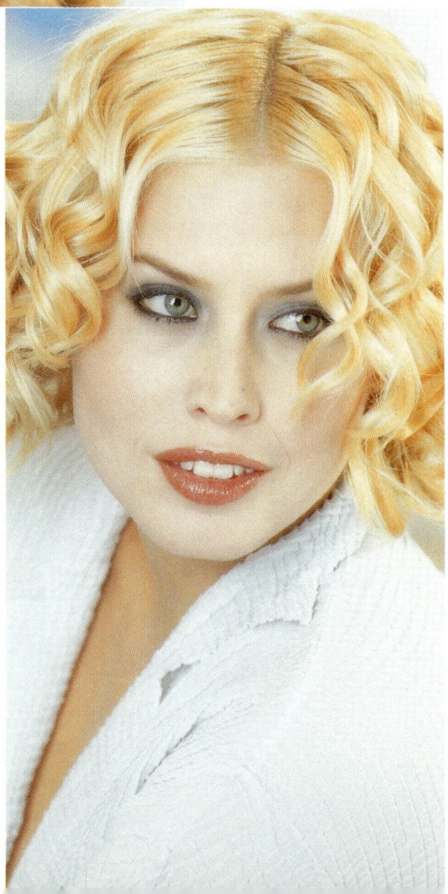

Aufhellen – möglichst sanft

Den meisten Frauen aber genügen Goldreflexe nicht. Sie wollen eine ▪ ***deutliche Aufhellung.*** Die wohl älteste Methode dafür ist das Bleichen mithilfe der Sonne, deren ▪ ***UV-Strahlen*** in feuchtem Haar die Pigmente angreifen und zerstören. Das ist zwar strapaziös, aber meist noch haarschonender als das Hantieren mit ▪ ***Wasserstoffperoxid,*** dem einzig anderen Weg, Pigmente gezielt chemisch abzubauen. Extra-sanfte Blondierungen (s. S. 111) versuchen diese Sonnenaufhellung nachzuahmen. Denn ein strahlendes Blond ist allein durch Sonne nicht realisierbar und die Aufhellung verläuft unkontrolliert und nur strähnchenweise. Was allerdings auch sehr schön aussehen kann: ▪ ***Strähnchentechniken,*** bei denen das Haar partienweise in verschiedenen Nuancen blondiert wird, sind den „Sonnensträhnen" nachempfunden. Sie kommen naturblonden Tönen sehr nahe, strapazieren das Haar nicht so stark wie eine komplette Blondierung – und der nachwachsende Ansatz fällt weniger auf.

Oben: Gezielt platzierte Strähnchen in mittelblondem Haar wirken sehr natürlich.

Unten: Schmeichelt dem Teint: ein strahlendes Goldblond.

AUF DIE DOSIS KOMMT ES AN
Mit Wasserstoffperoxid ist alles möglich: vom Aufhellen um eine halbe Nuance bis zum Platinblond. Weil dafür aber Pigmente abgebaut werden müssen, wird das Haar immer strapaziert. Damit es nicht zu stark geschädigt wird, sollte bei einer Blondierung der Naturton im Blondbereich liegen.

Stufenweise zum Traumblond

Wie viel Pigmente beim Aufhellen zerstört werden, bestimmt die ■ ***Konzentration*** des Wasserstoffperoxids – aber auch die ■ ***Einwirkzeit*** und der Einfluss von ■ ***Wärme***. Deshalb ■ ***Aufhellsprays***, die bei jeder Anwendung 1/4 Nuance, maximal aber zwei Nuancen aufhellen, nicht in der Sonne anwenden. Durch die Wärme kann die Blondierung unkontrolliert verlaufen. Die Sprays sind höchstens für hell- bis mittelblondes Haar geeignet, denn durch den geringen Anteil an Wasserstoffperoxid werden nur braun-schwarze Pigmente abgebaut, sodass dunkleres Haar einen orangen Schimmer bekommt. ■ ***Aufhellende Intensivtönungen*** (1–2 Nuancen) enthalten ebenfalls wenig Wasserstoffperoxid – und dazu Pigmente, um das Farbergebnis zu steuern. Aus einem Dunkelblond einen Honigton zaubern können sie nicht – dafür braucht man eine „echte" Blondierung mit 6–9 Prozent Wassserstoffperoxid. Höhere Konzentrationen (für Friseure sind bis 12 Prozent erlaubt) beschleunigen zwar den Blondiervorgang, schädigen aber stärker. Deshalb arbeiten viele Friseure mit niedrigen Konzentrationen (etwa 6 Prozent), die sie länger einwirken lassen.

Blondieren oder Färben?

Beim ■ ***Blondieren*** mit Wasserstoffperoxid „pur" werden nur Pigmente abgebaut – was dabei an Naturpigmenten übrig bleibt, bestimmt das Farbergebnis. Und das ist leider oft nicht strahlend blond, sondern hat einen mehr oder weniger starken ■ ***Gelbstich***. Manchmal schimmert blondiertes Haar auch grün oder orange, weil entweder zu viel oder zu wenig rot-gelbe Pigmente abgebaut wurden. Diese unerwünschten Töne kann man entweder durch anschließendes ■ ***Färben*** korrigieren, (s. auch S. 107) bei dem wieder braun-schwarze oder rote Pigmente ins Haar geschleust werden. Oder man gleicht sie durch ■ ***Farbspülungen*** in den Komplementärfarben Blau und Violett aus (s. S. 111). Nach dem Blondieren braucht das Haar sofort eine Kur, damit die aufgeraute Schuppenschicht sich wieder schließen kann. Beim Nachblondieren sollten nur die nachwachsenden ■ ***Ansätze*** (alle 4–6 Wochen) behandelt werden, sonst wird das Haar zu stark strapaziert. Zum Rauswachsen der Blondierung kann man das Haar im Naturton überfärben – schonender sind blonde Strähnchen am Ansatz, durch die der dunkle Nachwuchs weniger auffällt.

PFLEGE-TIPPS FÜR BLONDIERTES HAAR

- *Saure Pflege.* Durch Blondieren wird der pH-Wert des Haars verschoben, sodass es auf alkalische Shampoos stärker reagiert. Deshalb nur milde Shampoos verwenden, ab und zu eine saure Spülung machen. Garantiert sauer: 100 ml Shampoo, 100 ml Wasser und 1/4 TL Obstessig mischen.
- *Gegen Gelbstich* helfen Farbshampoos und Spülungen.
- *Kuren & Co.* Blondiertes Haar braucht viel Pflege, aber nicht zu viel; denn durch Ablagerungen von Styling- und Pflegestoffen wird das Haar mit der Zeit dunkler. Sprühkuren und Kuren für feines Haar enthalten weniger Pflegestoffe; Spezialpflege für blondiertes Haar (s. S. 111) macht das Haar wieder heller.

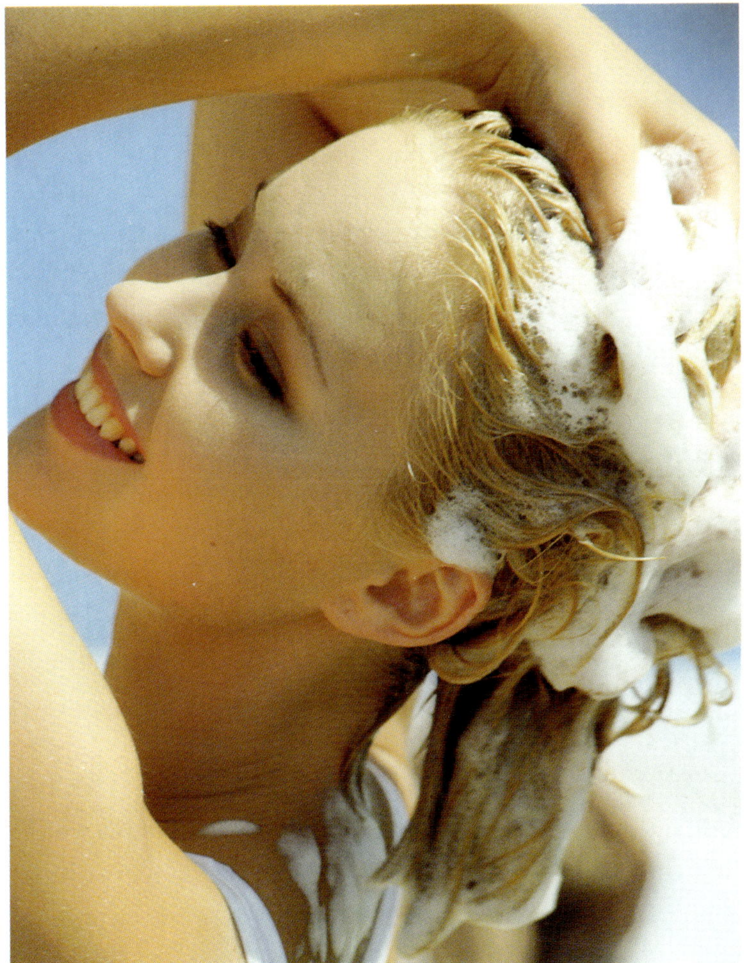

Chlorwasser enthält Chemikalien, die blondiertes Haar grün machen können – dagegen helfen Spezialshampoos (s. S. 111). Oder eine Aspirintablette auflösen, Haare damit spülen!

AUSDRUCKSSTARK – DUNKLE TÖNE

Mokka oder Irish Coffee: Diese Namen machen Lust auf dunkle Farben fürs Haar. Je ausdrucksvoller, desto besser – denn der richtige Ton bringt auch den Teint zum Strahlen

Dunkles Haar hat von Natur aus viel mehr Pigmente als helles und deshalb auch mehr Glanz. Außerdem „schluckt" die Farbe im Haar Hautrötungen und Überpigmentierungen. Deshalb wird mit der richtigen Nuance nicht nur das Haar schöner und leuchtender, auch der Teint wirkt klarer und transparenter!

Super-Easy: die Auswaschbaren

Dunkler werden ist für Haare relativ leicht – und schonender als Aufhellen, weil dafür nur Farbpigmente hinzugefügt und keine abgebaut werden müssen. Das Ergebnis hängt von der Art der Farbe und der Ausgangsnuance ab. Am sanftesten sind ▪ ***auswaschbare Tönungen*** mit Pigmenten, die von Profis „Direktzieher" genannt werden. Sie sind positiv geladen, sodass sie sich an die von Natur aus negativ geladenen Haare anlagern (aufziehen) können. Bei jeder Wäsche wird ein Teil der Pigmente herausgespült; nach 6–8 Wäschen ist die Farbe verschwunden. Nur in ▪ ***stark strapaziertes,*** aufgehelltes oder dauergewelltes Haar dringen die Pigmente tiefer ein und waschen sich langsamer wieder aus. Vorsicht vor dunklen Tönungen in aufgehelltem ▪ ***mittelblondem bis hellbraunem Haar***: Da die braunen Pigmente aus kleineren roten und größeren grünen zusammengesetzt sind, kann es passieren, dass die roten Anteile schnell herausgespült werden, und das Haar einen grünen Schimmer bekommt. Denn das Farbergebnis ist immer eine Mischung aus den Pigmenten von Ausgangshaarfarbe und Tönung. Sie können das Haar bis zu zwei Nuancen dunkler machen – wer sein Haar schwarz tönen möchte, sollte dafür mindestens mittelbraun sein.

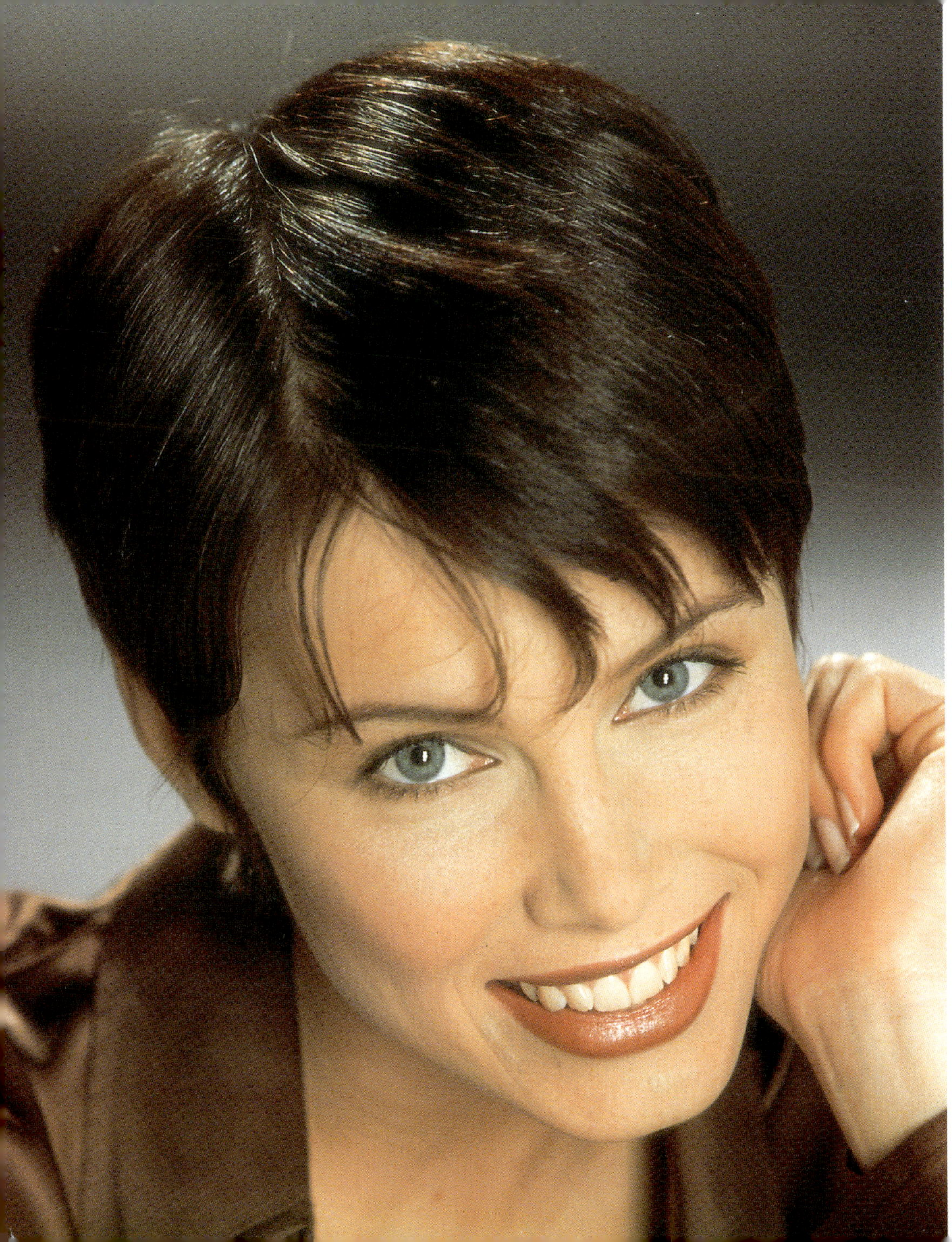

TÖNUNG
Die Farbpigmente von Tönungen lagern sich nur ans Haar an. Dadurch wirken sie sehr transparent, sodass das Haar seine natürlichen Schattierungen behält – wie hier die helleren Strähnchen im dunkelbraunen Haar.

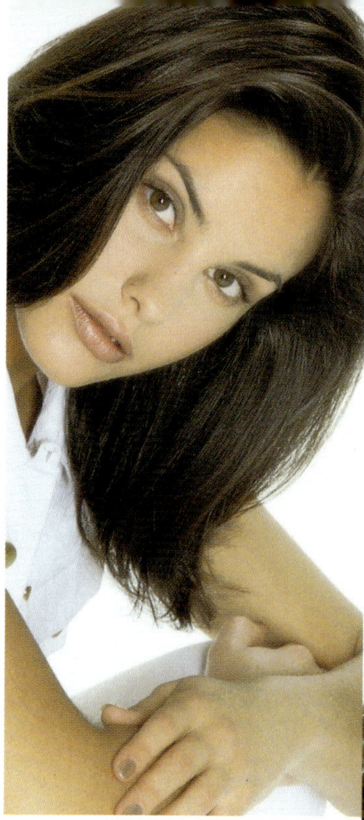

STARKE FARBE
Für schwarzblaue Effekte in mittelbraunem Haar braucht man eine Coloration.

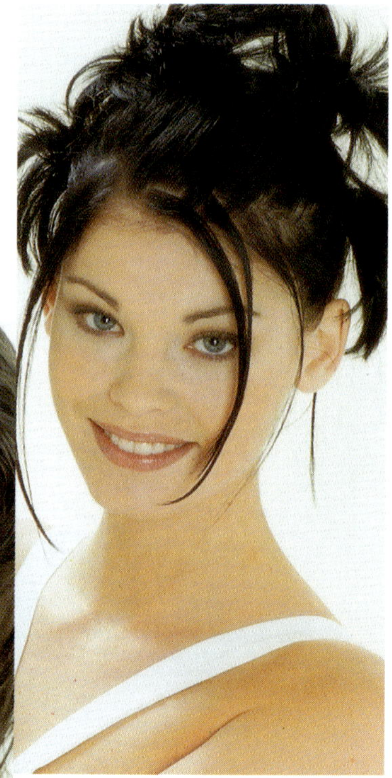

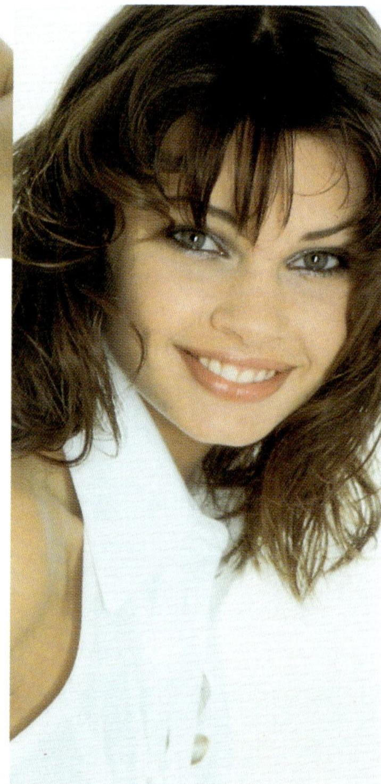

DAUERWELLE UND FARBE
Nach einer frischen Dauerwelle sollte man mit einer Farbbehandlung mindestens eine, besser zwei Wochen warten.

TRANSPARENTE TÖNUNGEN
Ein warmes Goldbraun für hellbraunes, ein warmes Schwarzbraun für dunkelbraunes Haar.

Haltbarer: Intensivtönungen

Wer einen größeren Farbsprung möchte oder einfach genervt ist, dass die Tönung schon so schnell wieder verschwindet, kann dafür eine ▪ ***Intensivtönung*** ausprobieren. Im Gegensatz zum Namen (sie werden auch als Tönungswäsche bezeichnet) handelt es sich dabei allerdings um eine Haarfarbe – wenn auch um eine sehr sanfte. Intensivtönungen enthalten keine direktziehenden Pigmente, sondern ▪ ***oxidative Farbstoffe***, die als Vorstufe ins Haar geschleust werden und sich dort mithilfe von Wasserstoffperoxid zu Farbpigmenten entwickeln (oxidieren). Dafür muss die Haarstruktur durch eine alkalische Lösung etwas geöffnet werden – die ist allerdings nicht so stark wie bei einer Haarfarbe. Deshalb lagern sich die Pigmente auch nur in den ▪ ***Randbereichen der Haare*** ab, sodass sie nach etwa 20–24 Wäschen wieder verschwunden sind. Danach bleiben zwar oft noch Restpigmente im Haar, die bei dunklen Tönen aber nicht auffallen. Insgesamt ist der Farbeffekt aber transparenter und die Anwendung schonender als die einer Coloration; graue Haare werden nur bis etwa 50 Prozent abgedeckt. Wer zurück zu seinem dunklen Naturton möchte, kann das auch mit ▪ ***Naturton-Cremes*** erreichen (s. S. 111). Sie bilden im Haar mithilfe des Luftsauerstoffs natürlich wirkende Pigmente. Für mehr Farbe, größere Farbsprünge oder komplette Grauabdeckung braucht man eine Coloration.

Wenn die Farbe von Dauer sein soll: Colorationen

Vom Prinzip her funktioniert eine Coloration (Haarfarbe) wie eine Intensivtönung. Sie enthält allerdings mehr Pigmente, Wasserstoffperoxid und zusätzlich ▪ ***Ammoniak***, das die Schuppenschicht so weit öffnet, dass die Pigmente bis ins Haarinnere eindringen können. Deshalb ist das Haar nach einer Färbung immer strapaziert und braucht ▪ ***Extrapflege*** – am besten mit Produkten für coloriertes Haar. Bei fettigem Ansatz nur Längen und Spitzen behandeln! Weil die Farbe dauerhaft im Haar bleibt, müssen die ▪ ***nachwachsenden Ansätze*** nach spätestens sechs Wochen nachgefärbt werden: Dafür wird die Farbe wie beim Färben scheitelweise nur auf die Ansätze aufgetragen, nach 15–20 Minuten Einwirkzeit ins restliche Haar gekämmt und nach weiteren fünf Minuten ausgespült.

TÖNUNG ODER FARBE?
Bei einer echten Tönung wird immer nur ein Produkt direkt auf das Haar gegeben. Bei einer Haarfarbe (auch wenn sie Tönung heißt) müssen immer zwei Komponenten gemischt werden.

ROT IN ALLEN SCHATTIERUNGEN

Vom schimmernden Mahagoni über leuchtende Strähncheneffekte bis zum schrillen Orange – die Farbe Rot hat viele verschiedene Gesichter, die aber alle garantiert auffallen

Nur etwa zwei Prozent aller Frauen in Deutschland haben von Natur aus rotes Haar. Aber immer mehr möchten es ihnen nachmachen – denn der knallige Look ist auf dem besten Weg zum Trendsetter Nummer eins!

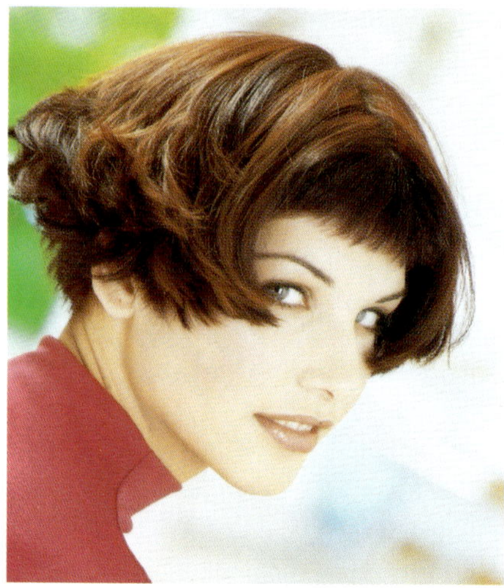

Tönungen – besonders sanft

Farbwunsch rot – welches Produkt dafür das richtige ist, hängt natürlich von der erträumten Nuance ab, aber auch von der ■ ***Ausgangshaarfarbe.*** Damit die Haare rot werden, müssen – wie bei dunkleren Farbwünschen – rote Pigmente ins Haar eingelagert werden. Im Gegensatz zu dunklen Tönen arbeitet die Naturfarbe in diesem Fall aber nicht mit, sondern „schluckt" die rote Farbe. Nur hell- bis mittelblondes Haar wird schon mit einer auswaschbaren ■ ***Tönung*** strahlend rot.

Das gilt auch für das Tönen mit ■ ***Henna,*** dem Klassiker der Pflanzenfarben. Das grüne Pulver aus den Blättern des Hennastrauchs enthält rote Pigmente, die sich wie bei einer Tönung um jedes Haar legen – wo sie allerdings wesentlich besser haften als Tönungen mit künstlichen Pigmenten, denn die Farbe bleibt dauerhaft im Haar. Beim Nachtönen des Ansatzes kann aber immer das ganze Haar behandelt werden.

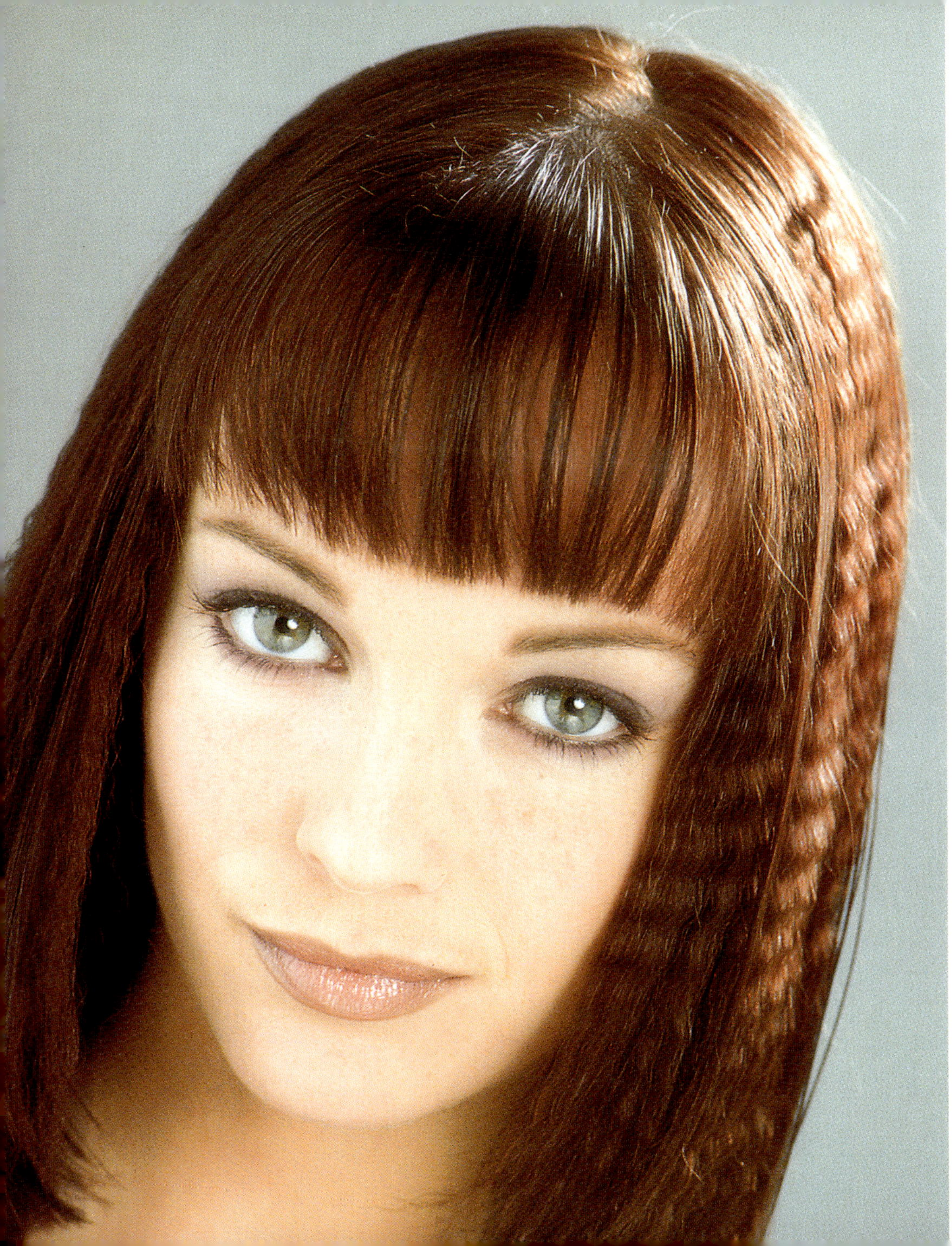

FARBE ROT
Bei Rottönen ist es besonders wichtig, dass die Farbe zum Hautton passt. Blonde Frauen (Bild links) sehen mit warmen Kupfertönen schön aus, Brünette mit Mahagoni (s. S. 102) oder auch Granatrot. Sehr blaustichige Nuancen stehen Frauen mit olivfarbener Haut gut.

FARB-TEST
Rottöne können den Typ sehr verändern. Deshalb vor einer Anwendung von dauerhaften Farben oder Henna in hellem Haar möglichst erstmal eine auswaschbare Tönung ausprobieren.

Denn Henna enthält neben Pigmenten auch ▪ ***Gerbstoffe,*** die das Haar glänzend pflegen und kräftigen. Wer kein Risiko eingehen möchte, wendet sich an einen Friseur, der mit Pflanzenfarben arbeitet (s. S. 111). Für eine ▪ ***selbst gemachte Tönung*** in halblangem Haar eine Tasse Hennapulver mit 1 EL Öl und Wasser verrühren oder eine Pflanzenfarbe nach Gebrauchsanweisung mischen (s. S. 111), mit einem Pinsel scheitelweise vom Ansatz zu den Spitzen auftragen. Erst Folie, dann ein vorgewärmtes Handtuch um den Kopf wickeln und einwirken lassen. Das Farbergebnis hängt von der Einwirkzeit ab: Blondes Haar braucht für ein ▪ ***kräftiges Orange*** nur etwa 15 Minuten, während schwarzes Haar nach zwei Stunden nur einen ▪ ***Rotschimmer*** zeigt. Je nach Qualität des Hennas kann das Ergebnis unterschiedlich ausfallen, deshalb vor der ersten Anwendung eine Probesträhne tönen. Vorsicht: Für blondiertes, stark geschädigtes, graues oder dauergewelltes Haar ist Henna nicht geeignet.

Intensiver: Colorationen

Mittelbraunes bis schwarzes Haar braucht für ein kräftiges Rot immer eine ▪ ***Coloration*** mit Wasserstoffperoxid. Dies hat dabei zwei Funktionen: Es sorgt für die Entwicklung der Pigmente und baut gleichzeitig – wie bei einer Blondierung – Naturpigmente ab. Und genau das ist nötig, damit die rote Farbe im Haar überhaupt erkennbar wird.

Je mehr Wasserstoffperoxid und/oder je länger die Einwirkzeit, desto leuchtender wird die Farbe: für einen roten Farbschimmer in dunkelbraunem Haar genügt eine ▪ ***Intensivtönung***, für ein leuchtendes Rot muss stärker gefärbt, manchmal sogar ▪ ***vorblondiert*** werden. Für schrille Rottöne wird das Haar danach oft nicht gefärbt, sondern mit einer auswaschbaren Tönung behandelt, sodass man immer wieder nachtönen muss. Denn ▪ ***starke Rottöne*** gibt es nur als direktziehende Pigmente. Diese werden roten Haarfarben oft noch beigemischt, um ein leuchtenderes Farbergebnis zu bekommen. Und weil sie sich auswaschen, verlieren die roten Haarfarben so schnell ein Teil ihrer Leuchtkraft.

▪ ***Spezialpflege*** für gefärbtes Haar hält diesen Prozess etwas auf; man kann das Rot auch mit einer Tönung auffrischen. Die kräftigsten Rotnuancen bekommt man in der Regel beim Friseur, der die Pigmente selbst mischen und dosieren kann.

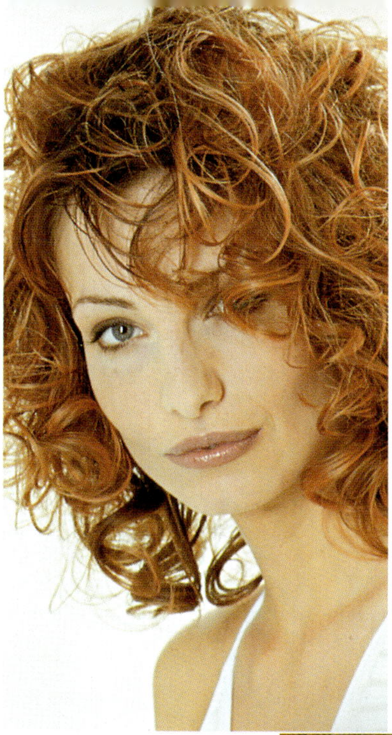

Farbsträhnchen

Nur beim Friseur gibt es auch raffinierte ▪ ***Farbsträhnchen*** in verschiedenen Tönen, nach Wunsch besonders natürlich oder besonders schrill. Zartere Effekte wie feine Farbsträhnchen, bei denen der Naturton sichtbar bleibt oder feine, aufgehellte Strähnchen in rot getöntem Haar sind eine gute Möglichkeit, um die Farbe Rot einmal auszuprobieren – ohne großen Stress mit nachwachsenden Ansätzen, denn die fallen dabei kaum auf.

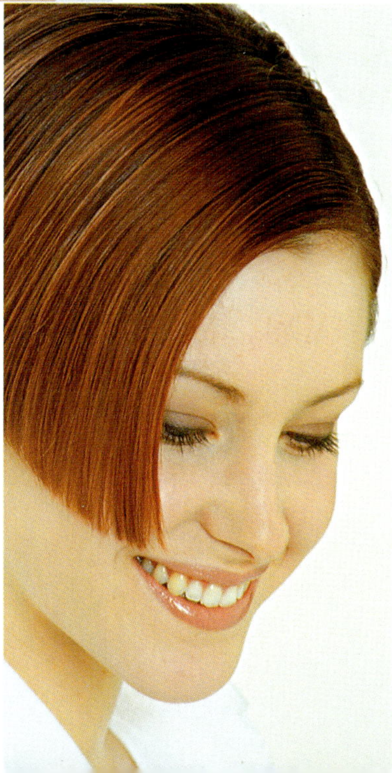

TÖNUNG ODER FARBE?
Für mittelblondes Haar reicht eine Tönung in Granatrot – bei dunklem Haar braucht man für einen ähnlichen Farbeffekt eine Coloration in der gleichen Nuance.

DO IT YOURSELF –

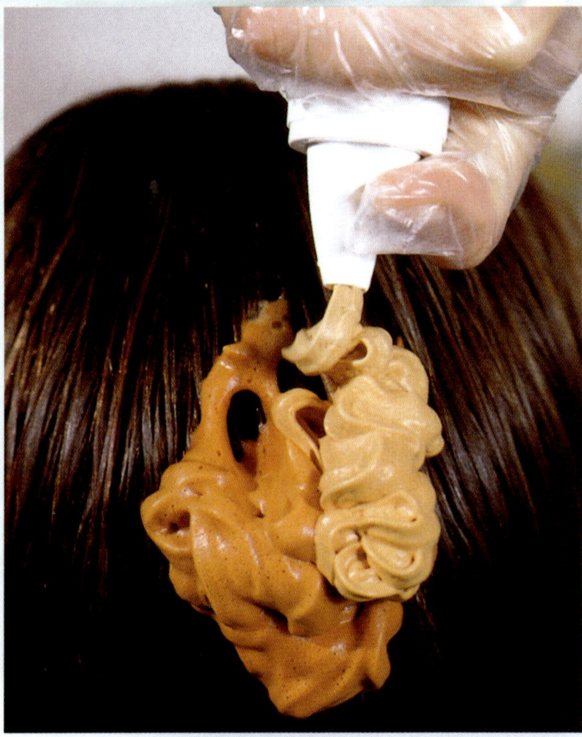

Infos
Wer sich seine Wunschfarbe selbst ins Haar bringen will, sollte sich zuerst gut Informieren:

- Die erste Hürde: die Grundfarbe richtig bestimmen. Die wird von den meisten Frauen zu dunkel eingestuft. Am besten ausgekämmte Haare sammeln und bündeln oder eine Probesträhne abschneiden, und mit den Abbildungen auf den Musterkarten (in großen Drogeriemärkten, Kaufhäusern) vergleichen.
- Nur Produkte verwenden, die für die Naturhaarfarbe empfohlen sind.
- Wer sehr empfindlich ist oder Allergien hat, sollte vor dem Verwenden einen Reaktionstest machen. Tönungen kann man einfach auftragen, Haarfarben müssen im richtigen Verhältnis gemischt werden.
- Damit man dafür nicht die ganze Flasche anrühren (und wegwerfen) muss, über Info-Telefon (auf der Packung) den Hersteller anrufen, nach dem richtigen Verhältnis fragen.

Tipps & Tricks
Viele Tönungen und Farben sind für einige Haarqualitäten (strapaziert, stark ergraut) nicht geeignet. Deshalb den Packungstext vor dem Kauf genau durchlesen.

- Nicht an der Farbe sparen, sonst wird das Ergebnis ungleichmäßig. Die Mengen sind für mittellanges Haar berechnet – bei längerem Haar lieber zwei Packungen kaufen.
- Das Ergebnis wird am gleichmäßigsten, wenn die Tönung oder Haarfarbe scheitelweise aufgetragen und eingekämmt wird.
- Packungsanweisung und Mindesteinwirkzeiten genau beachten – dabei passieren die meisten Fehler.
- Gefärbtes und blondiertes Haar braucht immer Extrapflege. Unbedingt die der Packung beigelegten Pflegespülungen verwenden, damit die aufgeraute Schuppenschicht sich wieder schließen kann.

HAARFARBEN

Dunkler werden
Das ist relativ einfach und birgt kein großes Riskio. Ausnahme: stark geschädigtes, dauergewelltes oder blondiertes Haar!

■ Tönung, Intensivtönung oder Haarfarbe? Die meisten Hersteller haben inzwischen Farbsysteme, die die verschiedenen Level kennzeichnen: Stufe 1 für auswaschbare (echte) Tönungen, Stufe 2 für länger haltbare Intensivtönungen, Stufe 3 für Haarfarben.

■ Bei Tönungen braucht dunkles Haar die maximale Einwirkzeit, damit die Farbe überhaupt erkennbar ist: Viele Effekte sieht man nur, wenn das Licht in einem bestimmten Winkel auf die Haare fällt.

■ Keine Intensivtönungen verwenden, wenn man sich demnächst blonde Strähnchen machen lassen will. Oft bleiben noch kaum sichtbare Restpigmente im Haar, die sich nur sehr schwer oder gar nicht abbauen lassen.

Heller werden
Wenn das Haar gesund ist und die Aufhellung nicht zu stark sein soll, klappt es auch zu Hause:

■ Blondierungen enthalten nur Wasserstoffperoxid, hellen also nur auf (bis zu fünf Nuancen).

■ Haarfarben und Intensivtönungen (bis zu 2 bis 3 Nuancen) hellen weniger auf, enthalten aber Pigmente, die einen Gelbstich abschwächen können.

■ Anhand der Farbkarte feststellen, welche Aufhellung bei welcher Ausgangshaarfarbe möglich ist.

■ Die Einwirkzeit darf nicht kürzer als auf der Packung angegeben sein – aber auch nicht viel länger, damit das Haar nicht zu hell wird.

■ Oft hat man alles richtig gemacht und die Haare sind trotzdem noch orangegelb. Dann entweder noch mal blondieren – oder besser zum Friseur gehen!

■ Mit Spezialprodukten, denen Pinsel, Hauben etc. beigelegt sind, kann man sich auch Strähnchen selber machen.

Rot werden
Rot steht nicht jedem und ist deshalb immer ein kleines Risiko:

■ Die Intensität der Farbe kann man gut über die Einwirkzeit steuern. Das gilt besonders für blondes Haar: Wer nichts riskieren will, lässt die Tönung beim ersten Mal nur wenige Minuten, die Farbe nur die angegebene Minimaldauer im Haar.

■ Auch gut zum Probieren: Intensivtönungen, die man mit einem speziellen Remover entfernen kann – danach ist das Haar allerdings etwa um eine halbe Nuance aufgehellt (s. S. 111).

■ Henna gibt in mittelbraunem Haar ein warmes Rot. Das Tönen mit Pflanzenfarben ist allerdings etwas mühsam und nur für chemisch unbehandeltes Haar geeignet (s. S. 104).

■ Besonders leuchtend: Haarfarben ohne Naturpigmente, die für jüngere Zielgruppen konzipiert wurden, bei denen Grauabdeckung keine Rolle spielt (s. S. 111).

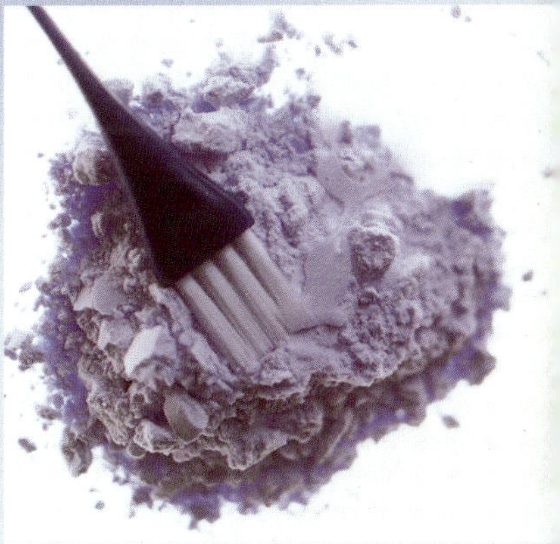

Kleine Korrekturen –

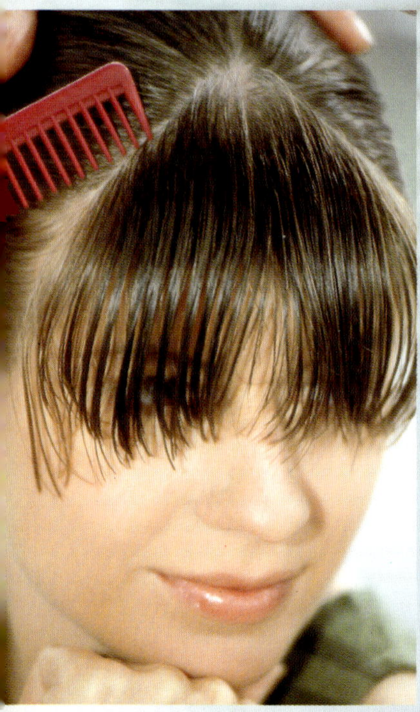

Pony schneiden wie ein Profi

Am besten klappts, wenn man sich helfen lässt – und einige Regeln beachtet:

- Zum Schneiden eine Profischere (Friseurbedarf, Adressen siehe „Gelbe Seiten") verwenden. Einfache Haushaltsscheren schneiden das Haar meist nicht sauber, sondern brechen oder knicken es ab.
- Zum Schneiden von glatten Konturen braucht man eine Profischere mit winzigen Zähnchen auf einem oder beiden Messern.
- Profikämme aus Kautschuk oder Horn mit konischen Zinken (15 bis 18 cm lang) halten das Haar beim Schneiden gut fest.
- Zum Schneiden den Pony so abteilen, wie er getragen wird – z. B. v-förmig wie auf der Abbildung links – und das übrige Haar nach hinten binden.
- Dann eine etwa 2 cm breite Partie quer abteilen und ins Gesicht kämmen, die hinteren Ponyhaare mit einem Clip zurückstecken.

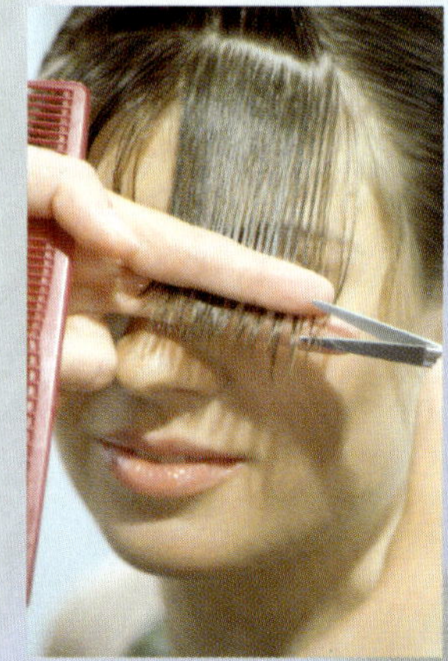

Länge festlegen

Haare mit Wasser aus einer Sprühflasche anfeuchten.

- Eine etwa 4 cm breite Strähne glatt kämmen, zwischen Zeige- und Mittelfinger klemmen, straff nach unten ziehen und die Spitzen schneiden.
- Dabei den Pony etwa 1–2 cm länger lassen als gewünscht – nasses Haar wird beim Trocknen kürzer!

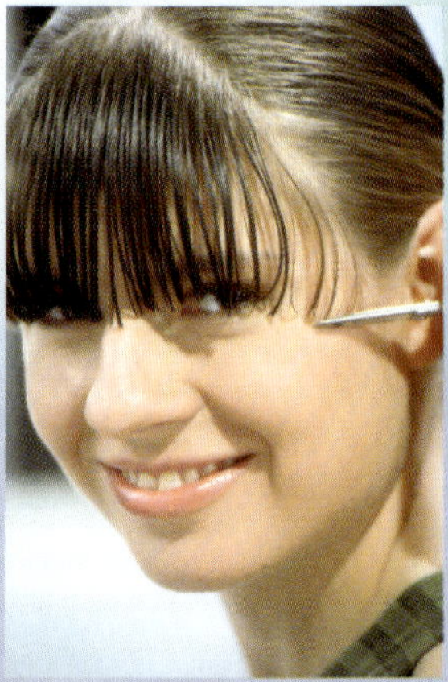

Länge angleichen

- Haare rechts und links neben der geschnittenen Strähne auf gleiche Länge kürzen. Dabei einige gekürzte Haare als Maß zwischen die Finger nehmen.
- Die weggeklippten Ponyhaare über die bereits geschnittenen kämmen.
- Einzelne Strähnen zwischen die Finger klemmen, nach unten ziehen, schneiden – dabei an den gekürzten Haaren Maß nehmen.
- Eventuell am trockenen Pony noch freihändig Korrekturen vornehmen.

SELBST GESCHNITTEN

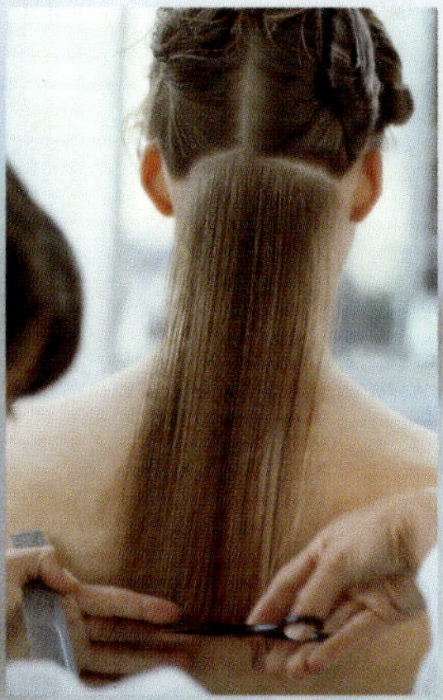

Gut gegen Spliss: Spitzen schneiden

■ Im Nacken beginnen, knapp über Ohrläppchenhöhe einen Querscheitel ziehen, Haare oberhalb des Scheitels wegstecken.

■ Haare glatt kämmen. Spitzen zwischen Zeige- und Mittelfinger nehmen, nach unten ziehen und waagerecht abschneiden.

■ Die nächste Strähne mit einen Teil der gekürzten Haare zwischen die Finger klemmen und die Längen angleichen. So alle Haare auf eine Länge schneiden.

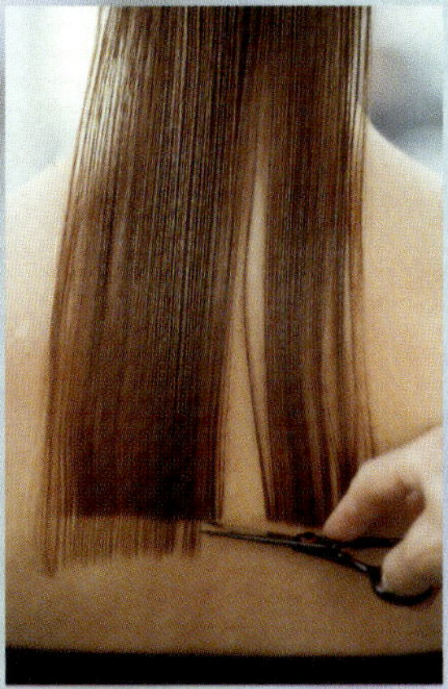

Längen angleichen

■ Eine Handbreit über dem gezogenen Scheitel einen neuen ziehen, Haare über die geschnittenen kämmen.

■ Überstehendes Haar mit waagerecht gehaltener Schere abschneiden.

■ Zur Kontrolle der Länge bei gerader Kopfhaltung die seitlichen Haare zwischen den Fingern glatt ziehen und mit den Haaren in der Mitte vergleichen.

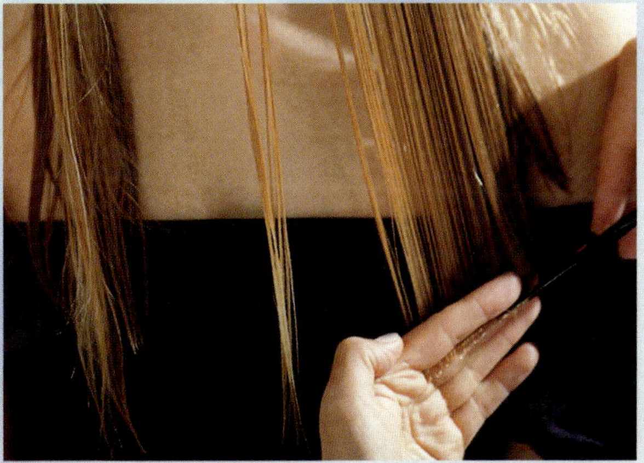

Längen vergleichen

Das Wichtigste beim Schneiden: die Haare immer wieder sorgfältig glatt kämmen. Nasses Haar lässt sich am leichtesten kämmen und schneiden – bei Bedarf immer wieder anfeuchten!

■ Die restlichen Haare lösen, auf dem Rücken glatt über die bereits gekürzten Haare kämmen.

■ Alles, was übersteht, mit waagerechter Schere abschneiden; dann wie links beschrieben einen Längenvergleich machen.

■ Zum Schluss die beiden Strähnen rechts und links vom Gesicht zwischen den Fingern straff ziehen und miteinander vergleichen; wenn nötig, die Länge noch etwas korrigieren.

Herstellernachweis

→ **S. 32:** Nachfolgend eine Auswahl der Hersteller von Friseurprodukten, die Infos über Trends und Adressen von Friseuren weitergeben:

■ L'Oréal Professionnel, Georg-Glock-Str. 18, 40474 Düsseldorf, Tel. (02 11) 4 37 84 74. Internet: www.loreal.de

■ Wella AG, Berliner Allee 65, 64274 Darmstadt, Tel. (0 61 51) 34 0; Internet: www.haarpflege.de; www.friseur.de; www.wella.de

■ Goldwell Vertriebs GmbH, Im Leuschnerpark 2, 64347 Griesheim; Hotline: Tel. (0 61 51) 50 25 00; Internet: www.goldwell.de

■ Hans Schwarzkopf GmbH & Co KG, Hohenzollernring 127–129, 22763 Hamburg, Tel. (0 40) 88 24 01; Internet: www.schwarzkopf.de

■ Phytologie Cosmetic GmbH, Darmstädter Landstr. 106, 60958 Frankfurt a. Main; Tel. (0 69) 9 68 85 00 Paul Mitchell Wild Beauty AG Dieburger Str. 17, 64324 Seeheim-Jugenheim. Hotline: (01 80) 5 25 83 81; Internet: www.paulmitchell.de

■ Aveda über Ulrich Graf für Haare GmbH, Hans-Sachs-Str. 10, 80469 München, Tel. (0 89) 2 60 70 67; Internet: www.aveda.com

■ Redken Laboratories GmbH, Friesstr. 15, 60388 Frankfurt; (0 69) 4 20 89 40; www.redken.de

→ **S. 39:** Haaranalysen gibt es z. B. bei Redken-Friseuren; Adressen über Tel. (0 69) 4 20 89 40

→ **S. 50:** Adressen von Friseuren, die Haarverlängerungen machen, finden Sie in den gelben Seiten; z. B. unter dem Stichwort „Hairdreams". Vorher unbedingt Beispiele zeigen/nennen lassen oder Empfehlungen einholen, denn bei unsachgemäßer Behandlung können die Haare abbrechen. Weitere Infos bei Domofibre-Extensions, Hochstadenstr. 31, 50674 Köln; Info-Telefon (02 21) 240 94 13

→ **S. 51:** Kugelbürsten gibt es z. B. von Jean Marc Maniatis über den Kosmetik-Versandhandel Le Club des Créateurs de Beauté, 52048 Aachen. Katalog schriftlich oder telefonisch (01 80) 5 24 13 13 oder übers Internet bestellen unter www.ccb-paris.com

→ **S. 53:** Peelingshampoos sind manchmal erforderlich, um Haare von Silikon-Rückständen zu befreien, damit sie eine Dauerwelle oder Farbe annehmen. Es gibt sie hauptsächlich bei Friseuren: z. B. „Basiswäsche" von Phytologie; „Hair Detoxifier" von Aveda; „Shampoo Three" von Paul Mitchell; „Hairpeeling" von Gerhard Meir, (Salon „Le Coup", Am Promenadeplatz 12, 80333 München, Tel. (0 89) 22 23 27, in Parfumerien) „Citrus-Glanz-Shampoo" von Jean Marc Maniatis über Le Club des Créateurs (s.o.).

→ **S. 60:** Rhassoul oder Lavaerde: in Naturkostläden, Reformhäusern; oder zu bestellen über B & W Naturpflege, Grenzweg 5–7, 43555 Velbert, Tel. (0 18 05) 23 45 45; Kundenservice: (0 18 05) 23 76 76 oder übers Internet unter www.naturpflege.de

→ **S. 78:** Dauerwellen mit Zickzack-Wicklern bei Friseuren, die mit L'Oréal Professionnel arbeiten (s. li.)

→ **S. 80:** Dauerwell-Wickeltechnik in Haarwuchsrichtung von Lothar Meininghaus; Infos und Adressen von Friseuren über Alcina Cosmetic,

Johanneswerkstr. 34–36, 33611 Bielefeld, Tel. (05 21) 88 08 00.

→ **S. 81:** Saure Spülungen gibt es bei Friseuren – z. B. „Sauerspülung“ von Alcina (s. o.)

→ **S. 82:** Dauerwellcreme „Headlines Forming Creme“ von Wella; Infos über Friseure unter www.friseur.de

→ **S. 92:** Hautton-Test: Color Printing/Prescriptives; Color Coaching/Clinique. Infos: Brienner Str. 26, 80333 München, Tel. (0 89) 23 68 62 15.

→ **S. 93:** Farbberatung bei Friseuren: „ Koleston Perfect Farbberatungs-Konzept“ von Wella „Colors in Harmony“ von Goldwell, „True Colours“ von L'Oréal Professionnel

→ **S. 94 und 104:** Pflanzenfarben zum Selbermachen: Logona und Sante; zu bestellen bei B & W (siehe links), Infos über Logona, Zur Kräuterwiese, 31020 Salzhemmendorf, Tel. (0 51 53) 8 09 01; Internet: www.logona.com. Pflanzenfarben bei Friseuren: z. B. „Igora Botanic“ von Schwarzkopf & Henkel; EOS von Wella; „Colors like nature“ von Goldwell.

→ **S. 95:** Sanfte Blondierungen gibt es bei Aveda-Friseuren (Adressen siehe links)

→ **S. 96:** Farbspülungen gegen Gelbschimmer: z. B. „Creativ Color Reflex Shampoo“ von Paul Mitchell, „Highlights Platinum“ von Gerhard Meir, „Pure Plant Shampoo“ und „Color Conditioner“ von Aveda, „Farbreflex-Wäsche“ von Phytologie.

→ **S. 97:** Spezialpflege für blondes/blondiertes Haar: „Sheer blonde“ von John Frieda, 10–11 Grosnevor Place, London SW1X7HH, England (in Parfumerien/Kaufhäusern).

→ **S. 101:** „ Naturtonmousse“ von Wella, „Poly Re Nature“ von Schwarzkopf & Henkel.

→ **S. 106:** Haarfarben zum Selbermachen:

- Guhl Ikebana GmbH, Im Leuschnerpark 3, 64347 Griesheim, Tel. (06155)6044. Kostenlose Verbraucher-Hotline: (08 00) 7 30 73 00.
- Poly/Schwarzkopf & Henkel GmbH, Henkelstraße 207, 40191 Düsseldorf, Tel. (02 11) 79 72 00 00. Verbraucher-Hotline: (01 80) 2 00 63 00; Internet: www.henkel.de; Internet-Forum: www. womensnet.de
- Wella AG (siehe links); Verbraucher-Hotline: (08 00) 2 25 59 35 52
- Laboratoires Garnier, Georg-Glock-Straße 18, 40474 Düsseldorf, Tel. (02 11) 4 37 801; Verbraucher-Hotline: (08 00) 5 22 42 73
- L'Oréal Paris, Georg-Glock-Straße 18, 40474 Düsseldorf, Tel. (02 11) 4 37 801; Verbraucher-Hotline (08 00) 5 67 32 53
- Henna Plus/ Frenchtop Cosmetics, P.O. Box 482; 1620 Hoorn, Tel. (0031) 2 26 36 44 00; Verbraucher-Hotline: (0 08 00) 37 36 24 87. Internet: www. frenchtop.com

→ **S. 107:** Special: On-Off-Tönung: „Viva Intensivtönung“ mit On-Off-System von Wella; Haarfarben speziell für junge Leute: „Féria“ von L' Oréal Paris, „Poly Life“ von Schwarzkopf & Henkel.

Register